入門針灸学Ⅱ
歌賦解説

森 由雄

はじめに

　本書『入門針灸学Ⅱ　歌賦解説』は、5つの重要な針灸の歌賦、四総穴歌、長桑君天星秘訣歌、勝玉歌、百証賦、主病針灸要穴歌（『医宗金鑑』）を解説したものである。歌賦は、歴代の針灸医の治療経験を詩歌の形式に簡潔にまとめた言わば「口訣」であり、穴（つぼ）の運用のコツである。「口訣」とは日本漢方においては、処方運用のコツを記したものであり、実際の治療に役立つために非常に重視している。5つの歌賦の選択は『針灸歌賦臨床応用』（賀普仁著　科学技術文献出版社　1992年）を参考にした。初学者にも理解しやすいように、原文を和訓し注や訳、図を記した。穴の位置や図については、読者の便を考慮して重複を恐れず繰り返し記載した。本書が読者の皆様の治療力の向上に役立てば幸いである。

2022年1月、泥亀書屋にて

森　由雄

目　　次

第 1 章

四総穴歌解説

■四総穴歌について
_{し そうけつ か}

　四総穴歌は、『針灸聚英』『針灸大成』などにその記載がみられ、わずか 20
文字からなり、足三里、委中、列欠、合谷の４つの重要な穴の主治について
述べており、臨床上有用な内容である。

　本稿では、便宜上、各条文に番号を付し、〔原文〕〔和訓〕〔注〕〔訳〕の順に
解説し、図を付した。

〔原文〕四総穴歌　肚腹三里留。腰背委中求。頭項尋列欠。面口合谷收。

【要約】

1．腹部の病気は、足三里を用いる。

2．腰や背部の病気は委中を用いる。

3．頭部、項部の病気は、列欠を用いる。

4．顔面、口の病気は、合谷を用いる。

1.〔原文〕肚腹三里留。

〔和訓〕肚腹は三里に留む。

〔注〕肚は、腹、胃袋のこと。三里は、足
三里のこと。留は、とまる、とどまる、
おさえる意味。足三里 (あしさんり) は、足の
陽明胃経の穴で、位置は下腿前面、犢鼻
と解渓を結ぶ線上、犢鼻の下方３寸、で
ある (図1)。

〔訳〕腹部の病気は、足三里を用いる。

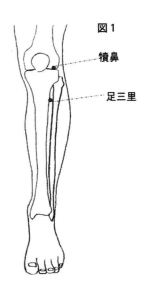

図1

犢鼻

足三里

2.〔原文〕腰背委中求。

〔和訓〕腰背は委中に求む。

〔注〕委中 (いちゅう) は、足の太陽膀胱経の穴で、
位置は膝後面、膝窩横紋の中点である (図2)。

〔訳〕腰や背部の病気は委中を用いる。

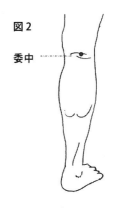

図2

委中

3.〔原文〕頭項尋列欠。

〔和訓〕頭項は列欠を尋ぬ。

〔注〕列欠 (れっけつ) は、手の太陰肺経の穴で、位置は前腕橈側、長母指外転
筋腱と短母指伸筋腱の間、手関節掌
側横紋の上方１寸５分、である (図3)。

〔訳〕頭部、項部の病気は、列欠を用
いる。

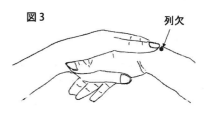

図3

列欠

4.〔原文〕面口合谷収。

〔和訓〕面口は合谷に収む。

〔注〕収は、おさめる、とらえる、持つの意味。合谷 (ごうこく) は手の陽明大腸経の穴で、位置は手背、第 2 中手骨中点の橈側 (図 4)。

〔訳〕顔面、口の病気は、合谷を用いる。

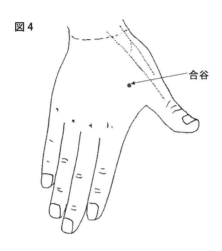

図 4

合谷

〈文献〉

(1) 李磊著『針灸歌賦選読』上海中医薬大学出版社 1996 年

(2) 楊甲三主編『針灸腧穴学』上海科学技術出版社 1989 年

(3) 今村隆著『中国針灸秘訣集』たにぐち書店 2009 年

(4) 王桂玲主編『針灸経典歌賦』北京科学技術出版社 2011 年

(5) 楊継洲著『針灸大成』人民衛生出版社 1994 年

(6) 森由雄著『入門針灸学』源草社 2020 年

(7) 賀普仁著『針灸歌賦臨床応用』科学技術文献出版社 1992 年

第2章
長桑君天星秘訣歌解説

■ 長桑君天星秘訣歌について

　長桑君天星秘訣歌は、『乾坤生意』（明・朱権著）という書物に記載された針灸の歌賦で、七言の詩の形式で記載されている。長桑君天星秘訣歌には、針灸治療に重要な口訣が記載されている。

　本稿では入手が容易な『針灸大成』（明・楊継洲著）に引用されたものを読んでいくことにする。便宜上、各条文に番号を付し、〔原文〕〔和訓〕〔注〕〔訳〕の順に解説し、図を付した。

1.〔原文〕天星秘訣少人知、此法専分前後施。

〔和訓〕天星の秘訣を知る人は少い、此の法は専ら前後に分けて施す。

〔注〕天星は、天の星のことで、「天星の秘訣」とは、ここでは針灸学の秘密の治療法のこと。

〔訳〕名医扁鵲の師匠である長桑君の天星の秘訣を知る人は少い、この治療法は取穴を前後に分けて施すものである。

2.〔原文〕若是胃中停宿食、後尋三里起璇璣。

〔和訓〕若し是胃中に宿食が停まれば、璇璣を起し、後に三里を尋ねよ。

〔注〕三里は、足三里 (あしさんり) のことである。足三里は、足の陽明胃経の穴であり、位置は下腿前面、犢鼻と解渓を結ぶ線上、犢鼻の下方３寸である (図1)。

　璇璣 (せんき) は、任脈の穴で、位置は前胸部、前正中線上、頸窩の下方１寸、天突の下方１寸である (図2)。

〔訳〕もし胃の中に食物が停まっていれば、先ず璇璣を治療し、後に足三里を治療する。

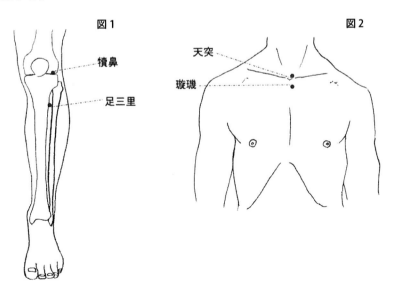

図1　犢鼻　足三里

図2　天突　璇璣

3.〔原文〕脾病血気先合谷、後刺三陰交莫遅。

〔和訓〕脾の血気を病むは先ず合谷、後に遅れこと莫く三陰交を刺す。

〔注〕脾は、現代医学での脾臓ではなく、古代の消化機能を持つ臓器である。脾の血病は出血、気病は気虚証などがある。

　合谷 (ごうこく) は、手の陽明大腸経の穴で、位置は手背、第2中手骨中点の橈側である (図3)。

　三陰交 (さんいんこう) は、足の太陰脾経の穴で、位置は、下腿内側 (脛側)、脛骨内縁の後際、内果尖の上方3寸である (図4)。

〔訳〕脾の血気の病の場合は、先ず合谷を治療し、後に三陰交を刺す。

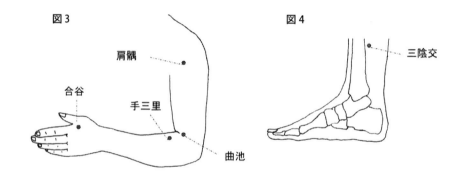

図3　　　　　　　　　図4

4.〔原文〕如中鬼邪先間使、手臂攣痺取肩髃。

〔和訓〕鬼邪に中るが如きは先ず間使、手臂の攣痺は肩髃を取る。

〔注〕鬼邪は『諸病源候論』には「鬼邪候」として現代の精神病の統合失調症様の疾患の記載があり、中鬼邪とは、精神病様疾患である。

　間使 (かんし) は、手の厥陰心包経の穴で、位置は、前腕前面、長掌筋腱と橈側手根屈筋腱の間、手関節掌側横紋の上方3寸である (図5)。

　肩髃 (けんぐう) は、手の陽明大腸経の穴で、位置は肩周囲部、肩峰外縁の前端と上腕骨大結節の間の陥凹部、上腕を水平に挙上したとき、肩峰の前に現れる陥凹部である (図6)。

〔訳〕精神病には先ず間使を治療し、上肢のけいれん、しびれには肩髃で治

療する。

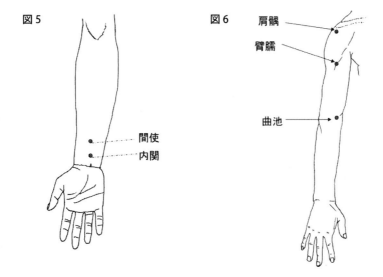

図5　　　　　　　　　　　　　　　図6

肩髃
臂臑
曲池

間使
内関

5.〔原文〕脚若轉筋並眼花、先針承山次内踝。

〔和訓〕脚は轉筋の若く並びに眼花は、先ず承山、次に内踝に針す。

〔注〕脚は、膝下、または下肢全体。轉筋は筋肉のけいれん。眼花は目がかすむこと、目がちらちらすること。

　承山 (しょうざん) は、足の太陽膀胱経の穴で、位置は下腿後面、腓腹筋筋腹とアキレス腱の移行部である (図7)。

　内踝は、奇穴で内踝尖、内踝の尖端である (図8)。

〔訳〕下肢がけいれんし目がかすむ病気には、先ず承山を針し、次に内踝に針する。

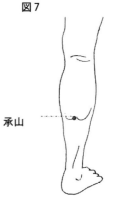

図7

承山

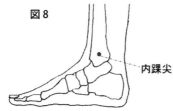

図8

内踝尖

6.〔原文〕脚気痩疼肩井先、次尋三里陽陵泉。

〔和訓〕脚気の痩疼は先ず肩井、次に三里、陽陵泉を尋ぬ。

〔注〕脚気は、下肢に知覚障害、疼痛、脱力などを引き起こす病気である。

　　肩井（けんせい）は、足の少陽胆経の穴で、位置は後頚部、第 7 頚椎棘突起と肩峰外縁を結ぶ線上の中点である（図9）。

　　三里は、足三里（あしさんり）のことである。足三里は、足の陽明胃経の穴であり、位置は下腿前面、犢鼻と解渓を結ぶ線上、犢鼻の下方 3 寸である（図1）。

　　陽陵泉（ようりょうせん）は、足の少陽胆経の穴で、位置は、下腿外側、腓骨頭前下方の陥凹部である（図10）。

〔訳〕脚気の疼痛は先ず肩井、次に三里、陽陵泉を用いる。

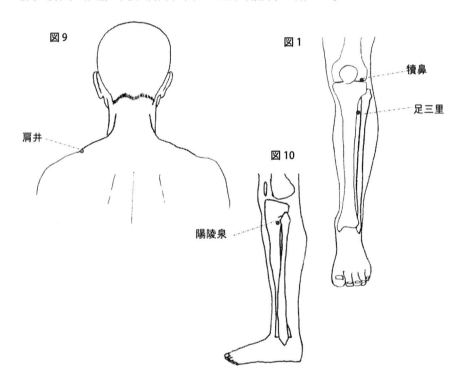

図 9

肩井

図 1

犢鼻

足三里

図 10

陽陵泉

7.〔原文〕如是小腸連臍痛、先刺陰陵後湧泉。

〔和訓〕是の如く小腸から臍に連なる痛は、先ず陰陵を後に湧泉を刺す。

〔注〕小腸は下腹部の意味。

　陰陵は陰陵泉のことである。陰陵泉 (いんりょうせん) 足の太陰脾経の穴で、位置は下腿内側 (脛側)、脛骨内側顆下縁と脛骨内縁が接する陥凹部、脛骨内側縁を指頭で撫で上げたとき、指が止まる所である (図11)。

　湧泉 (ゆうせん) は、足の少陰腎経の穴で、位置は足底、足指屈曲時、足底の最陥凹部、第2・第3指の間のみずかきと踵とを結ぶ線上、みずかきから3分の1の所である (図12)。

〔訳〕下腹部から臍に連なる痛みは、先ず陰陵泉を刺して、次に湧泉を刺す。

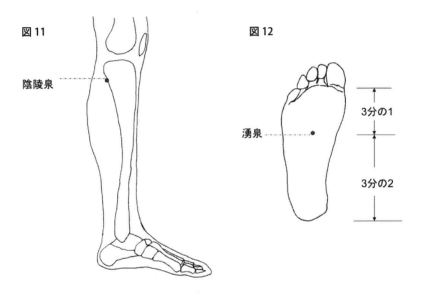

図11　陰陵泉

図12　湧泉　3分の1　3分の2

8.〔原文〕耳鳴腰痛先五会、次針耳門三里内。
〔和訓〕耳鳴と腰痛には先ず五会を、次いで耳門と三里の内を針す。
〔注〕五会は地五会 (ちごえ) である。地五会は、足の少陽胆経の穴で、位置は足背、第4・第5中足骨間、第4中足指節関節近位の陥凹部である (図13)。

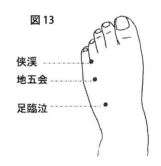

図13　侠渓　地五会　足臨泣

耳門（じもん）は、手の少陽三焦経の穴で、位置は顔面部、耳珠上の切痕と下顎骨の関節突起の間、陥凹部。耳珠の前上方で頬骨弓の後端である（図14）。

三里は、足三里のことである（図1 p.13参照）。

〔訳〕耳鳴と腰痛には先ず地五会を、次いで耳門と足三里を針する。

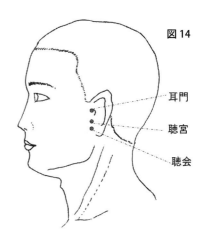

図14

耳門
聴宮
聴会

9. 〔原文〕小腸気痛先長強、後刺大敦不用忙。

〔和訓〕小腸気痛は先ず長強、後に大敦を忙ぎ用いず刺す。

〔注〕小腸気痛は、下腹部の疼痛のこと。

長強（ちょうきょう）は、督脈の穴で、位置は会陰部、尾骨の下方、尾骨端と肛門の中央、伏臥位か膝胸位で、尾骨下端と肛門との間に取る（図15）。

大敦（だいとん）は、足の厥陰肝経の穴で、位置は足の第1指、末節骨外側、爪甲角の近位外側0.1寸（指寸）、爪甲外側の垂直線と爪甲基底部の水平線との交点である（図16）。

〔訳〕下腹部の疼痛は先ず長強を針し、後に大敦を針す。

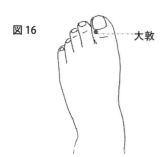

図16

大敦

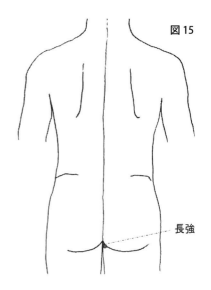

図15

長強

10.〔原文〕足緩難行先絶骨、次尋条口及衝陽。

〔和訓〕足が緩く行き難きは先ず絶骨を、次に条口及び衝陽を尋ねよ。

〔注〕緩は、ゆるい、遅いこと。

　絶骨は、懸鐘（けんしょう）のことである。懸鐘は足の少陽胆経の穴で、位置は下腿外側、腓骨の前方、外果尖の上方３寸である（図17）。

　条口（じょうこう）は、足の陽明胃経の穴で、位置は下腿前面、犢鼻と解渓を結ぶ線上、犢鼻の下方８寸である（図18）。

　衝陽（しょうよう）は、足の陽明胃経の穴で、位置は足背、第２中足骨底部と中間楔状骨の間、足背動脈拍動部である（図19）。

〔訳〕足の歩行が遅く歩きづらいのは先ず絶骨を、次に条口及び衝陽を治療する。

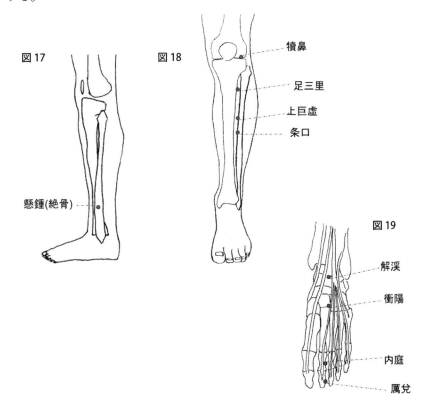

図17　懸鍾(絶骨)

図18　犢鼻／足三里／上巨虚／条口

図19　解渓／衝陽／内庭／厲兌

11. 〔原文〕牙疼頭痛及喉痺、先刺二間後三里。

〔和訓〕牙疼、頭痛及び喉痺は、先ず二間を後に三里を刺す。

〔注〕牙疼は、歯痛のこと。喉痺は、喉頭ジフテリア様疾患である。

二間 (じかん) は、手の陽明大腸経の穴で、位置は示指、第 2 中手指節関節橈側の遠位陥凹部、赤白肉際である (図 20)。

三里は足三里である (図 1)。

〔訳〕歯痛、頭痛及び喉痺は、先ず二間を刺し後に三里を刺す。

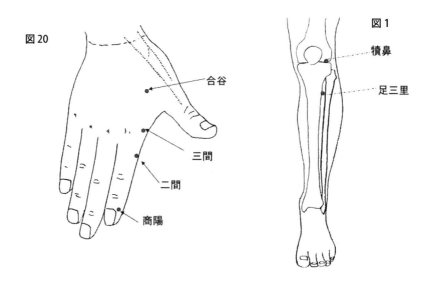

図 20
合谷
三間
二間
商陽

図 1
犢鼻
足三里

12. 〔原文〕胸膈痞滿先陰交、針到承山飲食喜、

〔和訓〕胸膈の痞満は先ず陰交、承山に到り針し飲食喜ぶ。

〔注〕陰交 (いんこう) は、任脈の穴で、位置は下腹部、前正中線上、臍中央の下方 1 寸である (図 21)。

承山 (しょうざん) は、足の太陽膀胱経の穴で、位置は下腿後面、腓腹筋筋腹とアキレス腱の移行部である (図 7)。

〔訳〕胸膈の痞満は先ず陰交、次に承山を針す。

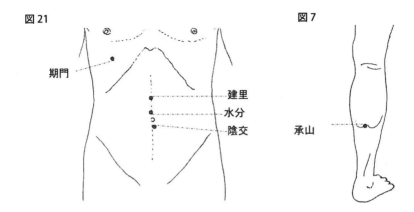

図21　　　図7

期門

建里
水分
陰交

承山

13.　〔原文〕肚腹浮腫脹膨膨、先針水分瀉建里。

〔和訓〕肚腹、浮腫、脹膨膨、先ず水分を針し建里を瀉す。

〔注〕肚は腹、胃のこと。

　水分 (すいぶん) は、任脈の穴で、位置は上腹部、前正中線上、臍中央の上方1寸である (図21)。

　建里 (けんり) は、任脈の穴で、位置は上腹部、前正中線上、臍中央の上方3寸である (図21)。

〔訳〕腹部が腫れ膨張するのは、先ず水分を針し次に建里を刺す。

14.　〔原文〕傷寒過経不出汗、期門通里先後看。

〔和訓〕傷寒経を過ぎて汗出でず、先ず期門と後に通里を看る。

〔注〕期門 (きもん) は、足の厥陰肝経の穴で、位置は前胸部、第6肋間、前正中線の外方4寸、乳頭中央の下方で、巨闕の外方4寸である (図21)。

　通里 (つうり) は、手の少陰心経の穴で、位置は前腕前内側、尺側手根屈筋腱の橈側縁、手関節掌側横紋の上方1寸である (図22)。

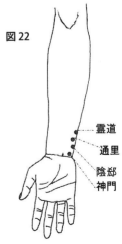

図22

霊道
通里
陰郄
神門

〔訳〕傷寒病にかかり経絡を一循した時間を経ても発汗しない時は、先ず期門を針し、後に通里を針する。

15.〔原文〕寒瘧面腫及腸鳴、先取合谷後内庭。

〔和訓〕寒瘧、面腫、及び腸鳴は、先ず合谷を、後に内庭を取る。

〔注〕合谷 (ごうこく) 手の陽明大腸経の穴で、位置は手背、第2中手骨中点の橈側である (図23)。

　内庭 (ないてい) は、足の陽明胃経の穴で、位置は足背、第2・3足指間、みずかきの近位、赤白肉際である (図24)。

〔訳〕寒瘧による顔面の腫れや腸鳴の時は、先ず合谷を、後に内庭を取る。

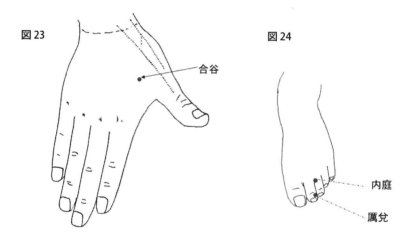

図23　合谷

図24　内庭　厲兌

16.〔原文〕冷風濕痺針何處、先取環跳次陽陵。

〔和訓〕冷風、湿痺、何處に針するか、先ず環跳次に陽陵を取る。

〔注〕環跳 (かんちょう) は、足の少陽胆経の穴で、位置は殿部、大腿骨太転子の頂点と仙骨裂孔を結ぶ線上、大転子頂点から3分の1である (図25)。

　陽陵は、陽陵泉 (ようりょうせん) である。陽陵泉は、足の少陽胆経の穴で、位置は下腿外側、腓骨頭前下方の陥凹部である (図10)。

〔訳〕冷風による湿痺の病気では、先ず環跳、次に陽陵泉を取る。

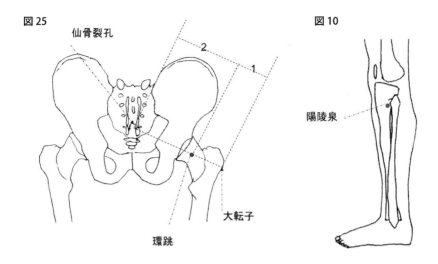

図25

仙骨裂孔

大転子

環跳

図10

陽陵泉

17.〔原文〕指痛攣急少商好、依法施之無不霊。

〔和訓〕指痛み攣急するは少商が好い、法に依り之を施せ。霊ならざるは無し。

〔注〕霊は、よい、優れている意味。

　少商 (しょうしょう) は、手の太陰肺経の穴で、位置は母指、末節骨橈側、爪甲角の近位外方1分 (指寸)、爪甲橈側縁の垂線と爪甲基底部の水平線との交点である (図26)。

〔訳〕指が痛でけいれんするのは少商が取れ
ば必ず効果がある。

図26

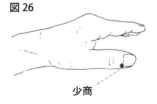

少商

18.〔原文〕此是桑君真口訣、時医莫作等閒軽。

〔和訓〕此是は桑君の真の口訣なり、時の医は等閒に軽ず作す莫かれ。

〔注〕等閒は、いいかげんに。

〔訳〕これは桑君の真の口訣であり、針の医師はいいかげんに軽んじてはいけない。

〈文献〉

 (1) 李磊著『針灸歌賦選読』上海中医薬大学出版社 1996 年

 (2) 楊甲三主編『針灸腧穴学』上海科学技術出版社 1989 年

 (3) 今村隆訳『腧穴学』たにぐち書店 2002 年

 (4) 今村隆著『中国針灸秘訣集』たにぐち書店 2009 年

 (5) 王桂玲主編『針灸経典歌賦』北京科学技術出版社 2011 年

 (6) 楊継洲著『針灸大成』台湾 実用書局 1961 年

 (7) 楊継洲著『針灸大成』人民衛生出版社 1994 年

 (8) 森由雄著『入門針灸学』源草社 2020 年

第3章

勝玉歌解説

■ 勝 玉 歌について
　　　しょうぎょくか

　勝玉歌は、明代の楊継洲の著作であり、『針灸大成』に記載されている。「勝
　玉歌は楊家の真の祕伝」とあるように家伝の口訣をまとめたものと考えられ、
　治療上の有用な内容が述べられている。本稿では、便宜上、各条文に番号を
　付し、〔原文〕〔和訓〕〔注〕〔訳〕の順に解説した。

【要約】

1. 勝玉歌は虚言ではない。此れは楊家の真の祕伝である。

2. 或は針、或は灸は、法と語に依る、補瀉迎随は手で捻転することに隨る。
　　　　　　　　　　　　　　　　　　　　　　　　　　　　　　　よ

3. 頭痛、眩暈は百会を用いる。心の疼み、脾の痛みは、上脘を先に取る。

4. 後渓、鳩尾及び神門は五癇を治療できる。

5. 大腿部痛には、肩井穴に針をする。耳閉には、聴会に直ぐに針をする。

6. 胃の冷え症は下脘を用い、眼痛には清冷淵を用いる。

7. 霍乱や心窩部痛、痰涎を吐くのは、巨闕に灸をすると直ぐに良くなる。

8. 心窩部痛や背部痛は、中渚を瀉す。頭風や眼痛は上星を取る。

9. 頭項の強急は承漿を用いる。歯と顎の痛は大迎で治療する。

10. 行間は膝の腫れる病気を治す。尺沢は筋拘攣を治す。

11. 歩行困難には、中封、太衝に針すれば直ぐに治癒する。

12. 脚背痛む時は商丘を刺す。瘰癧は少海、天井を針する。

13. 筋肉の疼痛と便秘には支溝穴を用いる。咽喉と顎の腫れは、少商を用
　　いる。

14. 心窩部痛には、公孫を用いる。委中は風の邪気による下肢の病を治療す。

15. 人中と頬車を瀉すると、中風の口より唾液を吐く症状を治す。

16. 五瘧は寒が多いが熱は更に多い病気であり、間使、大杼は妙穴である。

17. 長期間、過度の疲労による精神障害や臍周囲がつかえて張る場合は章
　　門が効果がある。

18. げっぷがあり、食べ物が降りていかないものは膻中に七壮すれば治る。

19. 眼内が赤く腫れる病気は、糸竹空、攢竹で治療する。

20. 痰や咳嗽には、肺兪に灸をする。

21. 小児喉頭炎様の病気は、天突と筋縮を用いる。

22. 両手が痛み物を持つことができない病気は、曲池と合谷と肩髃を用いる。

23. 腕や背中の痛みは、手三里に針す。頭風、頭痛には、風池に灸す。

24. 腸鳴や下痢には臍の外側 2 寸にある天枢に灸す。

25. 様々な気の病の治療は、気海に針や、灸が良い。

26. 下腹部の気の痛みは帰来で治療する、腰痛は中膠穴が最も優れている。

27. 転んで痛み歩行できない病気の治療には良い穴がある。

28. 環跳、風市及び陰市を針すれば、病は治癒す。

29. 熱瘡が下腿に毎年生ずるのは、血海を用いて治療することができる。

30. 両膝が腫れる時は、膝眼、三里に灸をする。

31. 両足のこむらがえりに承山を針し、脚気には復溜を針す。

32. かかとの骨痛は崑崙、絶骨、丘墟に灸する。

33. 疝気の治療に大敦に灸する。胎盤を下すのは、三陰交に針す。

34. 遺精白濁の病気には心兪で治療し、心熱、口臭の病気は、大陵で治療する。

35. 腹脹には水分を用い、黄疸には至陽を用いる。

36. 肝血が盛んであるなら肝兪を瀉し、痔疾腸風の時には長強で治療する。

37. 腎が障害され腰痛と頻尿の症状がある時は、督脈の両側に腎兪を用いて治療する。

38. この六十六穴は、実際の経験をもとにして、歌訣を作り針の効果を明らかにしたものである。

1.〔原文〕勝玉歌兮不虚言、此是楊家真秘伝。

〔和訓〕勝玉歌は虚言にあらず。此は楊家の真の祕伝なり。

〔訳〕勝玉歌は虚言ではない。此れは楊家の真の祕伝である。

2.〔原文〕或針或灸依法語、補瀉迎随随手拈。

〔和訓〕或は針、或は灸は法語に依る、補瀉迎随は手拈に随う。

〔注〕法語は、正しい言葉。依は、従う。随は、従う。拈は、ひねること。

〔訳〕或は針、或は灸は、法と語に依る、補瀉迎随は手で捻転することに随る。

3.〔原文〕頭痛眩暈百会好、心疼脾痛上脘先。

〔和訓〕頭痛、眩暈は百会が好い。心の疼み、脾の痛みは、上脘が先なり。

〔注〕先は、はじめ、第一の意味。

　百会（ひゃくえ）は督脈の穴で、位置は、頭部、前正中線上、前髪際の後方5寸。両耳介を前に折り、その先端を結ぶ線の中点に取る（図1）。

　上脘（じょうかん）は任脈の穴で、位置は上腹部、前正中線上、臍中央の上方5寸に取る（図2）。

〔訳〕頭痛、眩暈は百会を用いる。心の疼み、脾の痛みは、上脘を先に取る。

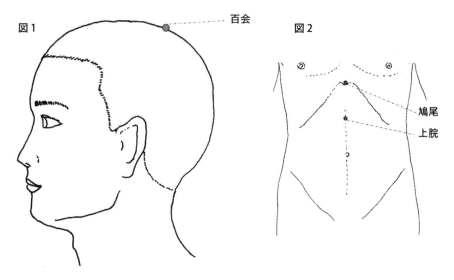

図1　百会

図2　鳩尾　上脘

4.〔原文〕後渓鳩尾及神門、治療五癇立便痊。

〔和訓〕後渓、鳩尾及び神門は、五癇を治療し、立に、便ち痊ゆ。

〔注〕立に、便は、すばやいこと。痊は、病気が癒えること。五癇は、古代の五つの癇症（馬癇、羊癇、鶏癇、猪癇、牛癇）のこと。

　後渓（こうけい）は、手の太陽小腸経の穴で、位置は手背、第5中手指節関節尺側の近位陥凹部、赤白肉際。拳を軽く握り、手掌の横紋の尺側端である。『医宗金鑑』では後渓は、瘧疾（マラリア）、癲癇を主治する、とある（図3）。

　鳩尾（きゅうび）は任脈の穴で、位置は上腹部、前正中線上、胸骨体下端の下方1寸である（図2）。

　神門（しんもん）は、手の少陰心経の穴で、位置は手関節前内側、尺側手根屈筋腱の橈側縁、手関節掌側横紋上である。『医宗金鑑』には、小児のてんかんを治すとある（図4）。

〔訳〕後渓、鳩尾及び神門は五癇を治療できる。

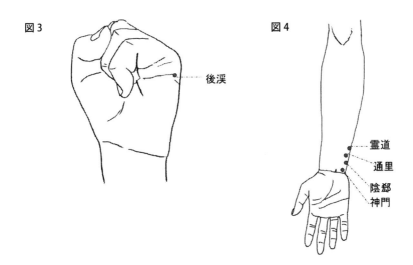

図3　後渓

図4　霊道　通里　陰郄　神門

5.〔原文〕髀疼要針肩井穴、耳閉聴会莫遅延。

〔和訓〕髀疼は、肩井穴に針を要す。耳閉は、聴会に遅延莫し。

〔注〕髀は、大腿部のこと。髀痛は大腿部痛のこと。

　肩井（けんせい）は、足の少陽胆経の穴で、位置は後頚部、第7頚椎棘突起と

肩峰外縁を結ぶ線上の中点である（図5）。

　聴会（ちょうえ）は、足の少陽胆経の穴で、位置は顔面部、珠間切痕と下顎骨関節突起の間、陥凹部。口を開けると珠間切痕の前方にできる陥凹部である（図6）。

〔訳〕大腿部痛には、肩井穴に針をする。耳閉には、聴会に直ぐに針をする。

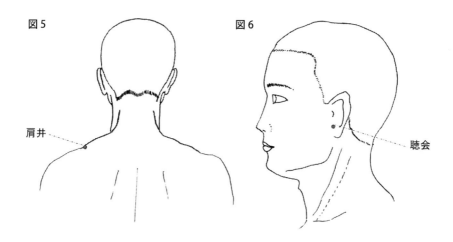

図5　　　　　　　　　　　　　　　図6

肩井

聴会

6.〔原文〕胃冷下脘却為良、眼痛須覓清冷淵。

〔和訓〕胃冷は下脘は却って良と為す。眼痛は須く清冷淵を覓む。

〔注〕覓（べき）は、もとめる、さがす意味。

　下脘（げかん）は、任脈の穴で、位置は上腹部、前正中線上、臍中央の上方2寸である（図7）。

　清冷淵（せいれいえん）は、手の少陽三焦経の穴で、位置は上腕後面、肘頭と肩峰角を結ぶ線上、肘頭の上方2寸である（図8）。

〔訳〕胃の冷え症は下脘を用い、眼痛には清冷淵を用いる。

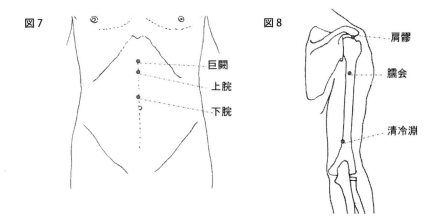

図7　　　　　　　　　　　　　　　　　図8

（図7のラベル）巨闕／上脘／下脘

（図8のラベル）肩髎／臑会／清冷淵

7.〔原文〕霍乱心痛吐痰涎、巨闕着艾便安然。

〔和訓〕霍乱、心痛、痰涎を吐くは、巨闕に艾を着ければ便ち安然たり。

〔注〕艾は、もぐさのことで灸の意味。

　巨闕 (こけつ) は、任脈の穴で、位置は上腹部、前正中線上、臍中央の上方6寸である (図7)。

『医宗金鑑』には、巨闕穴は、九種の心痛、痰飲吐水、腹痛息賁等証を主治す、とある。

〔訳〕霍乱や心窩部痛、痰涎を吐くのは、巨闕に灸をすると直ぐに良くなる。

8.〔原文〕脾疼背痛中渚瀉。頭風眼痛上星專。

〔和訓〕脾疼、背痛は、中渚を瀉す。頭風、眼痛は上星を専らにす。

〔注〕中渚 (ちゅうしょ) は、手の少陽三焦経の穴で、位置は手背、第4、第5中手骨間、第4中手指節関節近位の陥凹部である (図9、10)。

　上星 (じょうせい) は、督脈の穴で、位置は頭部、前正中線上、前髪際の後方1寸である (図11)。『針灸聚英』には、上星は面赤腫、頭風、頭皮腫、面虚、鼻中の息肉、鼻塞、頭痛、癧、振寒、熱病で汗出ないもの、目眩、目睛痛、遠くを視ることができない、口鼻の出血が止まらないのを主る、とある。

〔訳〕心窩部痛や背部痛は、中渚を瀉す。頭風や眼痛は上星を取る。

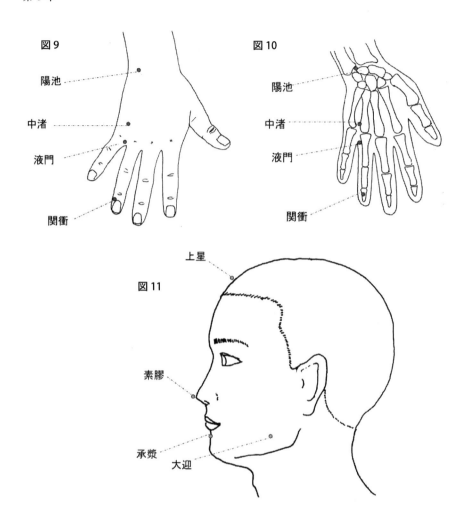

9.〔原文〕頭項強急承漿保。牙腮痛緊大陵全。

〔和訓〕頭項強急は承漿を保う。牙と腮の痛が緊しければ大迎で全ゆ。

〔注〕保は使うこと。腮は、顎のこと。大迎の代わりに大陵としている本もある。全はなおる意味。

　承漿（しょうしょう）は、任脈の穴で、位置は顔面部、オトガイ唇溝中央の陥凹部である（図11）。

『針灸聚英』には、承漿は偏風、半身不遂、口眼斜、面腫、消渇、口歯疳蝕

（虫歯）、生瘡、暴に言うあたわざるを主る、とある。

　大迎 (だいげい) は、足の陽明胃経の穴で、位置は顔面部、下顎角の前方、咬筋付着部の前方陥凹部、顔面動脈上である (図11)。

〔訳〕頭項の強急には承漿を用いる。歯と顎の痛は大迎で治療する。

10.〔原文〕行間可治膝腫病。尺沢能醫筋拘攣。

〔和訓〕行間は膝腫病を治すこと可なり。尺沢は能く筋拘攣を医す。

〔注〕医は、治すという意味。

　行間 (こうかん) は、足の厥陰肝経の穴で、位置は足背、第1、第2指間、みずかきの近位、赤白肉際である (図12)。

　尺沢 (しゃくたく) は、手の太陰肺経で、位置は肘前部、肘窩横紋上、上腕二頭筋腱外方の陥凹部である (図13)。『医心方』には「尺沢は、肘痛、肘の伸びないものに効果がある」とある。

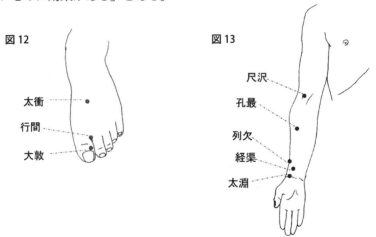

図12

太衝
行間
大敦

図13

尺沢
孔最
列欠
経渠
太淵

11.〔原文〕若人行歩苦艱難。中封太衝針便瘥。

〔和訓〕若し人行歩し、艱難に苦しむは、中封、太衝に針すれば便ち瘥ゆ。

〔注〕瘥は癒える、病気がなおること。

　中封 (ちゅうほう) は足の厥陰肝経の穴で、位置は足関節前内側、前脛骨筋腱内側の陥凹部、内果尖の前方。腰痛、陰茎痛、下腹部痛を主治す (図14)。

太衝 (たいしょう) は足の厥陰肝経の
穴で、位置は足背、第1・第2中
足骨間、中足骨底接合部遠位の陥
凹部、足背動脈拍動部で、第1・
第2中足骨間を指頭で撫で上げた
時、指が止まる所、である (図12)。
『医宗金鑑』には太衝穴は、腫満、

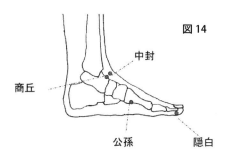

図14

行歩艱難、及び霍乱吐瀉、手足轉筋等の証を主治する、とある。

〔訳〕歩行困難には、中封、太衝に針すれば直ぐに治癒する。

12.〔原文〕脚背痛時商丘刺。瘰癧少海天井辺。

〔和訓〕脚背痛む時は商丘を刺す。瘰癧は少海、天井の辺なり。

〔注〕商丘 (しょうきゅう) は、足の太陰脾経の穴で、位置は足内側、内果の前下方、
舟状骨粗面と内果尖の中央陥凹部で、内果前縁を通る垂線と内果下縁を通る
水平線との交点である (図14)。『医学入門』には、商丘は、心下有寒、脾疼、
脾熱、脾虚、人をして楽せざる、腹脹、心煩、骨痺、癲癇、疥瘲 (マラリア)、
血痢后重、痔骨蝕絶、陰股内痛、狐疝上下、小腹は堅く痛み、陰部に痛みが
伝わるのを主る、とある。

少海 (しょうかい) は、手の少陰心経の穴で、位置は肘前内側、上腕骨内側上
顆の前縁、肘高横紋と同じ高さで、肘を屈曲し、上腕骨内側上顆と肘高横紋
の内側端との中点、である (図15)。『医宗金鑑』には、少海穴は、腋下の瘰癧、
漏臂は風吹きて肘臂が疼痛するなり、及び癲癇羊鳴等の証を主治す、とある。

天井 (てんせい) は、手の少陽三焦経の穴で、位置は肘後面、肘頭の上方1寸、
陥凹部。肘を屈曲させて取る (図16)。

〔訳〕脚背が痛む時は商丘を刺す。瘰癧は少海、天井を針する。

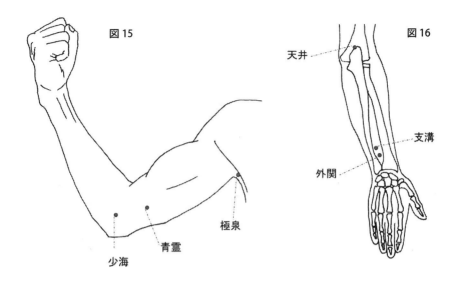

図15

図16

天井

支溝

外関

極泉

青霊

少海

13. 〔原文〕筋疼閉結支溝穴、頷腫咽喉少商前。

〔和訓〕筋疼み閉結するは支溝穴なり、咽喉、頷腫は少商を前く。

〔注〕閉結は便秘のこと。頷腫は、顎の腫れる病気。

　支溝 (しこう) は手の少陽三焦経の穴で、位置は前腕後面、橈骨と尺骨の骨間の中点、手関節背側横紋の上方３寸、である (図16)。

　少商 (しょうしょう) は、手の太陰肺経の穴で、位置は母指、末節骨橈側、爪甲角の近位外方１分 (指寸)、爪甲橈側縁の垂線と爪甲基底部の水平線との交点、である (図17)。

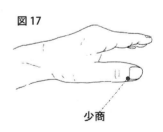

図17

少商

『医宗金鑑』には、少商穴は、雙鵝風 (両側性の扁桃炎)、喉痺を主治す、とある。

〔訳〕筋肉の疼痛と便秘には支溝穴を用いる。咽喉と顎の腫れは、少商を用いる。

14. 〔原文〕脾心痛急尋公孫、委中駆療脚風纏。

〔和訓〕脾心の痛みは急いで公孫を尋ね、委中は脚風纏を駆療す。

〔注〕脾心の痛みは、広い範囲の心窩部痛のこと。纒^{てん}は、まとわりつくこと。脚風纒は、風の邪気による下肢の病。

公孫 (こうそん) は足の太陰脾経の穴で、位置は足内側、第 1 中足骨底の前下方、赤白肉際。太白から第 1 中足骨の内側縁に沿って後ろへ指頭で撫でていくとき、指が止まる所、である (図 14)。『医宗金鑑』には公孫穴は、痰壅胸膈、腸風下血積塊、及び婦人気蠱等の証を主治する、とある。

委中 (いちゅう) は、足の太陽膀胱経の穴で、位置は膝後面、膝窩横紋の中点である。腰痛、片麻痺を主治す (図 18)。

〔訳〕心窩部痛には、公孫を用いる。委中は風の邪気による下肢の病を治療す。

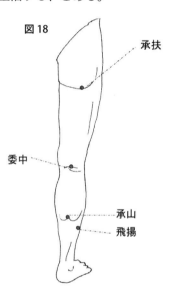

図 18

承扶

委中

承山

飛揚

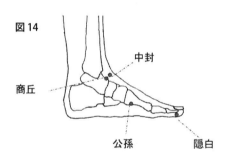

図 14

中封

商丘

公孫

隠白

15. 〔原文〕瀉却人中及頬車、治療中風口吐沫。

〔和訓〕人中及び頬車を瀉却すれば、中風の口より沫を吐くを治療す。

〔注〕却は、動詞の後につけてその意味を強める言葉で、瀉却は、瀉してしまうということ。

人中 (水溝) (じんちゅう) は、督脈の穴で、位置は顔面部、人中溝の中点。別説として顔面部、人中溝の上から 3 分の 1、である。意識障害、顔面神経麻痺、腰痛を主治 (図 19)。『医宗金鑑』には人中穴は、中風口噤、牙関不開、卒中悪邪鬼撃、不省人事、癲癇卒倒、口眼歪邪、風水面腫、及び小児急慢驚風等の証を主治する、とある。

　頬車 (きょうしゃ) は、足の陽明胃経の穴で、位置は顔面部、下顎角の前上方1横指、である (**図19**)。『医宗金鑑』には頬車穴は、下顎の脱臼を治するなり、とある。

〔訳〕人中と頬車を瀉すると、中風の口より唾液を吐く症状を治す。

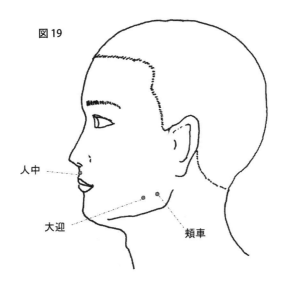

16.〔原文〕五瘧寒多熱更多。間使大杼真妙穴。

〔和訓〕五瘧は寒多く熱は更に多し。間使、大杼は真に妙穴なり。

〔注〕瘧はマラリヤのこと。五瘧は、五臓瘧のことで、肺瘧、心瘧、肝瘧、脾瘧、腎瘧である (『諸病源候論』)。

　間使 (かんし) は、手の厥陰心包経の穴で位置は前腕前面、長掌筋腱と橈側手根屈筋腱の間、手関節掌側横紋の上方3寸、である。胸痛、精神疾患を主治 (**図20**)。『医宗金鑑』には間使穴は、脾寒証、九種心痛、脾疼、瘧疾、口渇、及び瘰癧久しく愈えざるを主治す、とある。

　大杼 (だいじょ) は、足の太陽膀胱経の穴で位置は上背部、第1胸椎棘突起下縁と同じ高さ、後正中線の外方1.5寸。発熱、肩背痛、気管支喘息を主治す (**図21**)。『医宗金鑑』には、大杼穴は、遍身発熱、瘧疾、咳嗽多痰を主治す、とある。

〔訳〕五癭は寒が多いが熱は更に多い病気であり、間使、大杼が妙穴である。

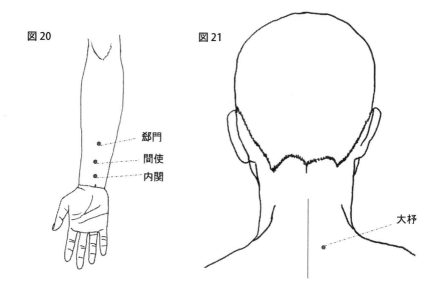

図 20

郄門
間使
内関

図 21

大杼

17.〔原文〕経年或変労怯者、痞満臍旁章門決。

〔和訓〕年を経て或は変じて労怯なる者、臍旁の痞満なるは章門に決める。

〔注〕労は過度の疲労、怯はおびえる、恐れること。労怯は、過度の疲労による精神障害。痞満は、腹部がつかえて張ること。

章門 (しょうもん) は足の厥陰肝経の穴で、位置は側腹部、第 11 肋骨端下縁である (図22)。『医宗金鑑』には章門穴は、痞塊を主治する。多くは左辺に灸し、腎積は両辺に灸する、とある。

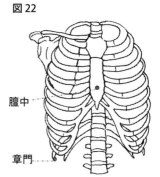

図 22

膻中

章門

〔訳〕長期間、過度の疲労による精神障害や臍周囲がつかえて張る場合は章門が効果がある。

18.〔原文〕噫気呑酸食不投、膻中七壮除膈熱。

〔和訓〕噫気呑酸、食、投らざるは、膻中に七壮すれば、膈熱を除く。

〔注〕噫気呑酸は、げっぷのこと。膈熱は、横隔膜付近の熱のこと。

　膻中（だんちゅう）は、任脈の穴で、位置は前胸部、前正中線上、第4肋間と同じ高さ。胸痛、咳、動悸、気管支喘息を主治（図22）。『医宗金鑑』には膻中穴は、喘哮（気管支喘息）、肺癰、咳嗽、気瘻（瘤）等の証を主治する、とある。

〔訳〕げっぷがあり、食べ物が降りていかないものは膻中に七壮すれば治る。

19.〔原文〕目内紅腫苦皺眉、糸竹攢竹亦可医。

〔和訓〕目内の紅腫、苦しみ眉に皺をよせるのは、糸竹、攢竹また医すべし。

〔注〕目内紅腫は、眼が赤く腫れる病気、結膜炎など。皺はしわ。

　糸竹は糸竹空のこと。糸竹空（しじくくう）は手の少陽三焦経の穴で、位置は頭部、眉毛外端の陥凹部である。頭痛、顔面神経麻痺、めまいを主治す（図23）。

　攢竹（さんちく）は、足の太陽膀胱経の穴で、位置は頭部、眉毛内端の陥凹部である。しゃっくり、頭痛、顔面神経麻痺を主治す（図23）。

〔訳〕眼内が赤く腫れる病気は、糸竹空、攢竹で治療する。

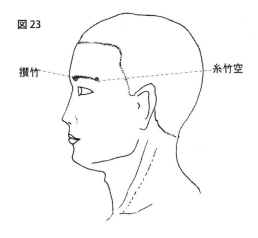

図23

攢竹　　　糸竹空

20.〔原文〕若是痰涎并咳嗽、治却須當灸肺兪。

〔和訓〕若し是れ痰涎并びに咳嗽は、却って須く治す。当に肺兪に灸しべし。

〔注〕肺兪 (はいゆ) は、足の太陽膀胱
経の穴で、位置は上背部、第 3 胸椎
棘突起下縁と同じ高さ、後正中線の
外方 1.5 寸である (図24)。『医宗金鑑』
には、肺兪穴は内傷外感、咳嗽吐血、
肺痿、肺癰、小児龜背を主治する、
とある。

〔訳〕痰や咳嗽には、肺兪に灸をする。

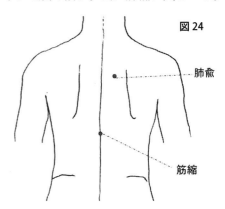

21.〔原文〕更有天突與筋縮、小兒吼閉自然疏。

〔和訓〕更に天突と筋縮有り、小兒吼閉自然に疏る。

〔注〕吼は、ほえること。小児吼閉は喉頭炎様の病気。

　天突 (てんとつ) は任脈の穴で、位置は、前頚部、前正中線上、頚窩の中央である (図25)。竇材著『扁鵲心書』には、喉頭炎に対して天突にお灸を五十壮して治療した例がある。

　筋縮 (きんしゅく) は督脈の穴で、位置は、上背部、後正中線上、第 9 胸椎棘突起下方の陥凹部である (図24)。

〔訳〕小児喉頭炎様の病気は、天突と筋縮を用いる。

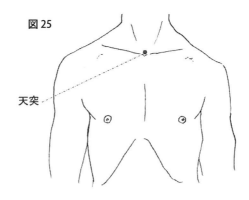

22.〔原文〕両手痠痛難執物、曲池合谷共肩髃。

〔和訓〕両手が痠痛し物を執り難きは、曲池と合谷と肩髃なり。

〔注〕執は、とる、手に持つ。曲池と合谷と肩髃は、いずれも手の陽明大腸経の穴である。

　曲池（きょくち）の位置は、肘外側、尺沢と上腕骨外側上顆を結ぶ線上の中点である（図26）。『医宗金鑑』では曲池穴は、中風、手攣、筋急、痺風、瘧疾（マラリア）で先寒後熱等の証を主治するとある。

　合谷（ごうこく）の位置は、手背、第2中手骨中点の橈側である（図26）。『医宗金鑑』では、合谷穴は、破傷風、風痺、筋骨疼痛、諸般の頭痛、水腫、産難、及び小児急驚風（急性痙攣性疾患）等の証を主治する、とある。

　肩髃（けんぐう）の位置は、肩周囲部、肩峰外縁の前端と上腕骨大結節の間の陥凹部で、上腕を水平に挙上したとき、肩峰の前に現れる陥凹部である（図26）。

〔訳〕両手が痛み物を持つことができない病気は、曲池と合谷と肩髃を用いる。

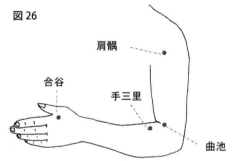

図26

23.〔原文〕臂痛背疼針三里。頭風頭痛灸風池。

〔和訓〕臂痛、背疼には三里に針す。頭風、頭痛は風池に灸す。

〔注〕臂は、腕のこと。臂痛は、腕の痛み。背疼は、背中の痛み。三里は、手三里のこと。頭風は、頭部が風邪（ふうじゃ）に侵された病気。

　手三里（てさんり）は、手の陽明大腸経の穴で、位置は前腕後外側、陽渓と曲池を結ぶ線上、肘窩横紋の下方2寸である（図26）。

　風池 (ふうち) は、足の少陽胆経の穴で、位置は、前頚部、後頭骨の下方、胸鎖乳突筋と僧帽筋の起始部の間、陥凹部。風府に並ぶ。顔面神経麻痺、頭痛を主治す (図 27)。

〔訳〕腕や背中の痛みは、手三里に針す。頭風、頭痛には、風池に灸す。

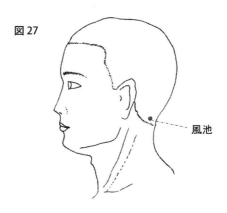

図 27

風池

24.〔原文〕腸鳴大便時泄瀉、臍旁両寸灸天枢。

〔和訓〕腸鳴、大便の時に泄瀉するは、臍旁両寸の天枢に灸す。

〔注〕天枢 (てんすう) は、足の陽明胃経の穴で、位置は上腹部、臍中央の外方 2 寸である (図 28)。『医宗金鑑』には天枢穴は、内傷脾胃、赤白痢疾、脾瀉及び臍腹鼓脹、癥瘕 (腹部腫瘤等の証) を主治する、とある。

〔訳〕腸鳴や下痢には臍の外側 2 寸にある天枢に灸す。

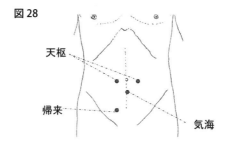

図 28

天枢

帰来

気海

25. 〔原文〕諸般気症従何治、気海針之灸亦宜。

〔和訓〕諸般の気症は何に従り治するか、気海に之れ針す、灸も亦た宜し。

〔注〕諸般は、いろいろ、さまざまの意味。気症は、気の病（やまい）の意味。

　気海（きかい）は、任脈の穴で、位置は下腹部、前正中線上、臍中央の下方1寸5分である（図28）。『医宗金鑑』には、気海穴は、一切気疾、陰証痼冷及び風寒暑湿、水腫、心腹鼓脹、諸虚、癥瘕等証を主治す、とある。

〔訳〕様々な気の病の治療は、気海に針や、灸が良い。

26. 〔原文〕小腸気痛帰来治、腰痛中空穴最奇。

〔和訓〕小腸の気の痛みは帰来で治す、腰痛は中空（中膠）穴が最も奇（めずら）しい。

〔注〕小腸は、はらわたの意味で下腹部の意味。中空は、中膠のこと。奇は優れている意味。

　帰来（きらい）は、足の陽明胃経の穴で、位置は下腹部、臍中央の下方4寸、前正中線の外方2寸である（図28）。

　中膠（ちゅうりょう）は、足の太陽膀胱経の穴で、位置は仙骨部、第3後仙骨孔である（図29）。

〔訳〕下腹部の気の痛みは帰来で治療する、腰痛は中膠穴が最も優れている。

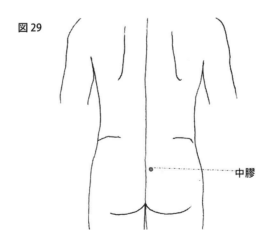

図29

中膠

27. 〔原文〕腿股転痠難移歩、妙穴説與後人知。

〔和訓〕腿股が転じ痠して歩み移り難きは、妙穴の説を後人は知る。

〔注〕腿はももの意味。股はまた、足の付け根、大腿部のこと。転は、倒れる、ころぶ意味。痠はいたむ、うずく意味。

〔訳〕転んで痛み歩行できない病気の治療には良い穴がある。

28. 〔原文〕環跳風市及陰市、瀉却金針病自除。

〔和訓〕環跳、風市及び陰市、却って金針で瀉せば、病自ら除く。

〔注〕環跳 (かんちょう) は、足の少陽胆経の穴で、位置は殿部、大腿骨太転子の頂点と仙骨裂孔を結ぶ線上、大転子頂点から3分の1である (図30)。

　風市 (ふうし) は、足の少陽胆経の穴で、位置は大腿部外側、直立して腕を下垂し、手掌を大腿部に付けたとき、中指の先端があたる腸脛靭帯の後方陥凹部である (図31)。

　陰市 (いんし) は、足の陽明胃経の穴で、位置は大腿前外側、大腿直筋腱の外側で膝蓋骨底の上方3寸である (図32)。

〔訳〕環跳、風市及び陰市に針をすれば、病は治癒す。

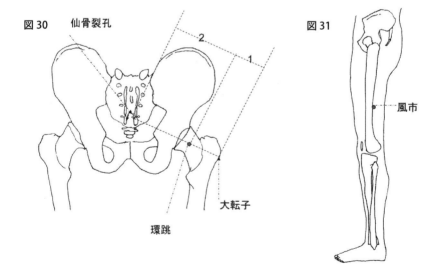

図30　仙骨裂孔　　2　　1　　大転子　　環跳

図31　風市

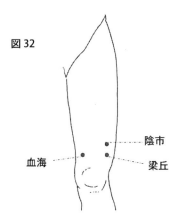

図32

陰市

血海

梁丘

29.〔原文〕熱瘡臁内年年発、血海尋来可治之。

〔和訓〕熱瘡が臁内に年年発すれば、血海を尋ね来て之を治すべし。

〔注〕熱瘡は、熱性の皮膚病の意味。臁は下腿のこと。来は、語勢を強めるために句末に添える助字。

　血海 (けっかい) は足の太陰脾経の穴で、位置は大腿前内側、内側広筋隆起部、膝蓋骨底内端の上方2寸である (図32)。『医宗金鑑』には血海は、女子崩中漏下 (性器出血)、月経不順、帯下、及び男子腎藏風 (腎炎)、両腿の痒みのある湿疹や疼痛疾患の証を主治する、とある。

〔訳〕熱瘡が下腿に毎年生ずるのは、血海を用いて治療することができる。

30.〔原文〕両膝無端腫如斗、膝眼三里艾当施。

〔和訓〕両膝は端無く斗の如く腫れ、膝眼、足三里に艾を当に施す。

〔注〕斗は 杓 (ひしゃく) のこと。膝眼は、ここでは犢鼻のこと、外膝眼とも言う。

　犢鼻 (とくび) (膝眼) は足の陽明胃経の穴で、位置は膝前面、膝蓋靭帯外方の陥凹部である (図33)。

　足三里 (あしさんり) は、足の陽明胃経の穴で、位置は下腿前面、犢鼻と解渓を結ぶ線上、犢鼻の下方3寸である (図33)。『医宗金鑑』には足三里穴は、中風、中湿、諸虚、耳聾、上牙疼、水腫、心腹鼓脹、噎膈哮喘、寒湿脚気、上、中、下三部痺痛等の証を治す、とある。

〔訳〕両膝が腫れる時は、膝眼、三里に灸をする。

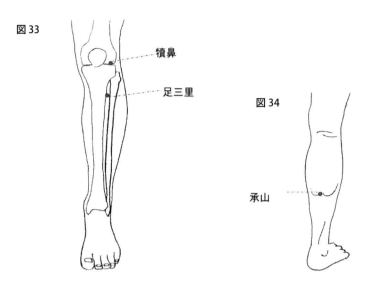

図 33

犢鼻

足三里

図 34

承山

31.〔原文〕両股転筋承山刺、脚気復溜不須疑。

〔和訓〕両股の転筋は承山を刺す。脚気に復溜は、須(すべか)らく疑わず。

〔注〕股は、大腿部、またのこと。転筋は、こむらがえりのこと。

　承山（しょうざん）は、足の太陽膀胱経の穴で、位置は下腿後面、腓腹筋筋腹とアキレス腱の移行部である（図 34）。

　復溜（ふくりゅう）は、足の少陰腎経の穴で、位置は下腿後内側、アキレス腱の前縁、内果尖の上方 2 寸である（図 35）。『医宗金鑑』には、復溜穴は、血淋、気滞腰痛、傷寒無汗、六脈沈匿の者を主治する、とある。

〔訳〕両足のこむらがえりには承山を針し、脚気に復溜を針す。

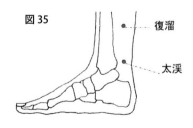

図 35

復溜

太渓

32. 〔原文〕踝跟骨痛灸崑崙、更有絶骨共丘墟。

〔和訓〕踝跟の骨痛は崑崙、更に有絶骨と丘墟に灸す。

〔注〕踝は、くるぶし、かかとの意味。跟はくびす、かかとの意味。絶骨は足の少陽胆経の懸鐘と同じである。

　崑崙（こんろん）は、足の太陽膀胱経の穴で、位置は足関節後外側、外果尖とアキレス腱の間の陥凹部である（図36）。

　懸鐘（けんしょう）、絶骨は、足の少陽胆経の穴で、位置は下腿外側、腓骨の前方、外果尖の上方3寸である。〔医宗金鑑〕懸鐘穴は、胃熱、腹脹、脇痛、脚脛湿痺、渾身搔痒、趾疼等の証を主治する（図36）。

　丘墟（きゅうきょ）は、足の少陽胆経の穴で、位置は足関節前外側、長指仲筋腱外側の陥凹部、外果尖の前下方、抵抗に抗して足の第2指から第5指を伸展させて現れた長指伸筋腱の外側陥凹中である（図36）。

〔訳〕かかとの骨痛は崑崙、絶骨、丘墟に灸する。

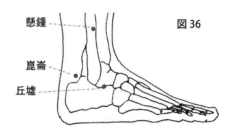

懸鐘
崑崙
丘墟
図36

33. 〔原文〕灸罷大敦除疝気、陰交針入下胎衣。

〔和訓〕大敦に灸すれば疝気を除く。陰交に針が入れば胎衣を下す。

〔注〕罷は、意味や語調を強めるのに用いる。陰交は、三陰交のこと。胎衣は胎盤の意味。

　大敦（だいとん）は、足の厥陰肝経の穴で、位置は足の第1指、末節骨外側、爪甲角の近位外側0.1寸（指寸）、爪甲外側の垂直線と爪甲基底部の水平線との交点である（図37）。『医宗金鑑』には、大敦穴は、諸疝、陰嚢腫、脳衄、破傷風、及び小児急慢驚風等の証を主治する、とある。

　三陰交（さんいんこう）は、足の太陰脾経の穴で、位置は下腿内側（脛側）、脛骨

内縁の後際、内果尖の上方 3 寸である（**図 38**）。『医宗金鑑』には、三陰交穴は、痞満、癩冷、疝気、遺精、及び婦人の関節炎（脚気）、月経不順、長期間の不妊症、難産、赤、白帯下、淋瀝等の証を主治する、とある。

〔訳〕疝気の治療に大敦に灸する。

胎盤を下すのは、三陰交に針す。

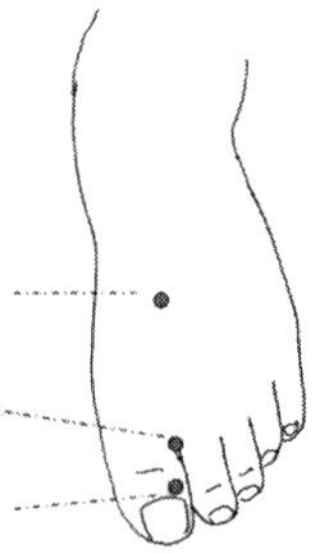

図 38

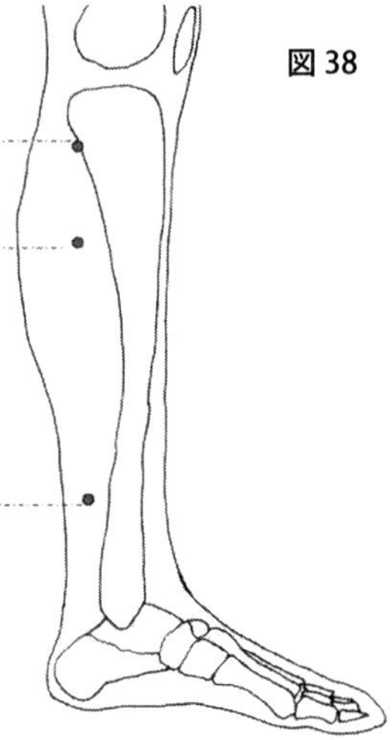

陰陵泉
地機
三陰交

図 37

太衝
行間
大敦

34.〔原文〕遺精白濁心兪治、心熱口臭大陵駆。

〔和訓〕遺精白濁には心兪で治す、心熱、口臭は大陵で駆（か）る。

〔注〕駆るは、追い払うこと。

　心兪（しんゆ）足の太陽膀胱経の穴で、位置は上背部、第 5 胸椎棘突起下縁と同じ高さ、後正中線の外方 1.5 寸である（**図 39**）。

　大陵（だいりょう）は、手の厥陰心包経の穴で、位置は手関節前面、長掌筋腱と橈側手根屈筋腱の間、手関節掌側横紋上である（**図 40**）。

〔訳〕遺精白濁の病気には心兪で治療し、心熱、口臭の病気は、大陵で治療する。

35.〔原文〕腹脹水分多得力、黄疸至陽便能離。

〔和訓〕腹脹には水分は多く力を得、黄疸には至陽は便ち能く離る。

〔注〕水分（すいぶん）は任脈の穴で、位置は上腹部、前正中線上、臍中央の上

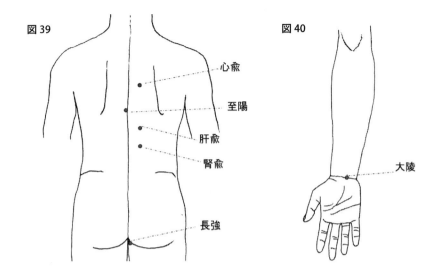

図 39　心兪　至陽　肝兪　腎兪　長強

図 40　大陵

方 1 寸である（**図 41**）。『医宗金鑑』には、水分穴は、鼓脹堅硬、肚臍突出、小便利せざるを主治す、とある。

　至陽（しょう）は督脈の穴で、位置は上背部、後正中線上、第 7 胸椎棘突起下方の陥凹部、左右の肩甲骨下角を結ぶ線と脊柱との交点が第 7 胸椎棘突起である（**図 39**）。

〔訳〕腹脹には水分を用い、黄疸には至陽を用いる。

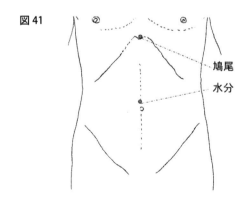

図 41　鳩尾　水分

36.〔原文〕肝血盛兮肝兪瀉、痔疾腸風長強欺。

〔和訓〕肝血が盛んなら肝兪を瀉す。痔疾腸風には長強欺す。

〔注〕兮は、語勢を調える助字。腸風は、潰瘍性大腸炎様疾患である。欺は、おどす、あざむく、いつわる。

　肝兪 (かんゆ) は、足の太陽膀胱経の穴で、位置は上背部、第 9 胸椎棘突起下縁と同じ高さ、後正中線の外方 1.5 寸である (図 39)。『医宗金鑑』には、肝兪穴は、左脇の積聚、疼痛、気短 (息切れ)、語ることができないのを主治する、とある。

　長強 (ちょうきょう) は督脈のの穴で、位置は会陰部、尾骨の下方、尾骨端と肛門の中央。伏臥位か膝胸位で、尾骨下端と肛門との間に取る (図 39)。

〔訳〕肝血が盛んであるなら肝兪を瀉し、痔疾腸風の時には長強で治療する。

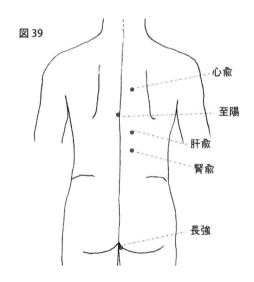

図 39

心兪

至陽

肝兪

腎兪

長強

37.〔原文〕腎敗腰疼小便頻、督脈両旁腎兪除。

〔和訓〕腎が敗れ腰が疼み小便が頻となるは、督脈両旁の腎兪で除く。

〔注〕腎兪 (じんゆ) は、足の太陽膀胱経の穴で、位置は腰部、第 2 腰椎棘突起下縁と同じ高さ、後正中線の外方 1.5 寸である (図 39)。『医宗金鑑』には、腎兪穴は、下元諸虚、精が冷えて子無きもの、及び耳聾、吐血、腰痛、女労

疝、婦人赤、白帶下等の証を主治する、とある。

〔訳〕腎が障害され腰痛と頻尿の症状がある時は、督脈の両側に腎兪用いて治療する。

38.〔原文〕六十六穴施応験、故成歌訣顯針奇。

〔和訓〕六十六穴は施し験に応じ、故に歌訣と成り針の奇なるを顕らかにす。

〔訳〕この六十六穴は、実際の経験をもとにして、歌訣を作り針の効果を明らかにしたものである。

〈文献〉

(1) 李磊著『針灸歌賦選読』上海中医薬大学出版社 1996 年

(2) 楊甲三主編『針灸腧穴学』上海科学技術出版社 1989 年

(3) 今村隆訳『腧穴学』たにぐち書店 2002 年

(4) 今村隆著『中国針灸秘訣集』たにぐち書店 2009 年

(5) 王桂玲主編『針灸経典歌賦』北京科学技術出版社 2011 年

(6) 楊継洲著『針灸大成』台湾 実用書局 1961 年

(7) 楊継洲著『針灸大成』人民衛生出版社 1994 年

(8) 森由雄著『入門針灸学』源草社 2020 年

第4章
百証賦解説

■ <ruby>百<rt>ひゃく</rt></ruby> <ruby>証<rt>しょう</rt></ruby> <ruby>賦<rt>ふ</rt></ruby> について

　百証賦は、明代の高武の『針灸聚英』の中に記載されている歌賦である。歌賦は、詩歌の形式で述べられた針灸の口訣であり、古代の名医の針灸運用のコツである。百証賦などの針灸歌賦には、治療のノウハウが満載されていて、初心者から専門家に至るまで、治療にたいへん役にたつものである。本稿では、〔原文〕〔和訓〕〔注〕〔訳〕の順に解説した。

【要約】

1. 多くの病気に兪穴を用いる時は、十分用心する。

2. 顖会と玉枕を用いて、金針で頭痛を治療する。

3. 懸顱、頷厭に中ると、偏頭痛は止み。頭痛が耐え難い時は強間、豊隆を用いる。

4. 顔面の虚証の浮腫は、水溝、前頂を取り、耳聾気閉の時は、聴会、翳風を用いる。

5. 顔面に虫がはうような感覚があれば、迎香を取る。耳中で蝉が騒ぐのは、聴会を用いる。

6. 目眩には支正、飛揚を用いる。黄疸には、陽綱、胆兪を用いる。

7. 翼状片には少沢
、肝兪を用い、涙出づる病気は臨泣、頭維を刺す。

8. 薄暗くぼっとしている眼病は、攅竹、三間を取り、ぼやけてかすんだ病気の時は、急いで養老、天柱を取る。

9. 夜盲症には、睛明行間を取り、項強傷寒があれば、温溜、期門を取る。

10. 廉泉、中衝は舌下腫れ痛みを取るによい。天府、合谷は鼻中衄血に良い。

11. 耳門、糸竹空で治療すれば、しばらくして歯痛は止む。頬車、地倉穴を治療すると少しの間に顔面神経麻痺は改善する。

12. 喉痛は、液門、魚際で治療する。こむらがえは、金門、丘墟で治療す。

13. 陽谷、俠渓で、下顎の腫れや開口障害を治療する。少商、曲沢は、血虚の口渇を治療する。

14. 通天は、臭いを感じないものに効果がある。復溜は、舌が乾き口が燥く病気を治療できる。

15. 瘂門関衝は、舌が緩るんで語ることができない時に、急いで取る。天鼎間使は、失音で言語不明瞭療な時に取る。

16. 顔面神経麻痺に太衝を瀉すれば、速く治る。歯痛に、承漿を瀉すれば、すぐに改善する。

17. 項強く悪風多い時は、束骨天柱を取る。熱病、汗出ない時、大都、経渠に取る。

18. しばらくの間、両臂が頑麻の如くであるのは、少海、三里を取る。半身不遂は、陽陵泉と曲池を取る。

19. 建里、内関は胸中の苦悶を除く。聴宮、脾兪は、心下の悲凄を去る。

20. 長期間の脇肋疼痛には、気戸、華蓋不思議な力が有る。腹内腸鳴には、下脘、陥谷が効果がある。

21. 胸脇支満はどのように治療するのか、章門、不容を細しく尋ねよ。膈の疼みや水毒が我慢できない場合は、膻中、巨闕に便に針す。

22. 胸満に噎塞が加わった時は、中府、意舎で治療する。胸膈に瘀血が停留する時は、腎兪、巨髎が良い。

23. 胸満項強は、神蔵、璇璣が良い。背腰に連なる痛は、白環、委中を治療するのが以前からの法則である。

24. 脊強ばる時は、水道、筋縮を用いる。目潤う時は、顴髎、大迎を用いる。

25. 手足の引きつる病気は、顖息で治療する。新生児の破傷風は、然谷を用いる。

26. 腋窩の腫れは委陽、天池に針すれば速になくなる。下肢の痛みに後渓、環跳を刺すと即ぐ軽くなる。

27. 恐ろしい夢をみて、寧らかでない時、厲兌、隠白を用いてやわらぐ。発狂して奔走する時は、上脘と神門を用いる。

28. 驚きおそれて動悸する場合は、陽交解渓を取る、誤っはいけない。体が反り返り、大声で泣く場合は、天衝、大横を取る。

29. ハンセン氏病は必ず身柱、本神を取り、発熱には少衝、曲池を用いる。

30. 流行性熱病には、陶道と肺兪を取る。痙攣性疾患では、神道と心兪を取る。

31. 湿寒や湿熱による病気は下髎を取る。厥寒、厥熱という冷えのぼせには、湧泉を取る。

32. 悪寒戦慄の時は、二間、陰郄を取る。煩心嘔吐には、幽門、玉堂を取る。

33. 行間湧泉は、消渇病で、腎が竭きるのを主る。陰陵、水分は、臍が盛り上がる水腫を去る。

34. 肺結核様疾患では、魄戸、膏肓を取る。霍乱では、陰谷、足三里を取る。

35. 黄疸の治療には、後渓、労宮を取る。疲労して横になるのを好むものは、通里、大鐘を取る。

36. 咳嗽が続く時は、肺兪と天突を取る。尿が渋り気持ちよくでない時は、兌端を取る。

37. 長強、承山を針して、腸風の下血を治療する。三陰、気海に針して失精を治療する。

38. 肓兪、横骨を取り、五淋の久積を瀉す。陰郄、後渓は盗汗の多い場合に用いる。

39. 脾虚で穀物を消化できないのは、脾兪、膀胱兪を取る。胃が冷えて消化できないのは魂門、胃兪を取る。

40. 鼻ポリープは必ず齦交を取り、甲状腺腫瘤には浮白を取る。寒疝には、大敦、照海で治療する。

41. 癭瘤には五里、臂臑を取る。湿疹様疾患で疼み多い時は、至陰、屋翳

を取る。

42. 蕁麻疹は、肩髃、陽渓を取る。婦人の月経異常は、地機、血海を取る。

43. 女子の息切れ、性器出血には、交信、合陽でなければ治療できない。

44. 帯下、子宮出血には衝門、気衝を取る。月経が遅れるのは、天枢、水泉を取る。

45. 肩井は化膿性乳腺炎に極めて効果があり、商丘は痔核に最も良い。

46. 脱肛は百会、鳩尾を取る。不妊症は、陰交、石関を取る。

47. 中脘は、下痢を主る。外丘は、大腸を収める。

48. 寒瘧には商陽、太渓を取る。腹部腫瘤の玄癖には衝門、血海を取る。

49. 医術は、人の命を主るものである。志のある者でなければ、行ってはいけない。針の理論は微妙なものであり、人の指で教えるものである。先ず病気の源を究め、後に穴を治療する。適切な手技によって効果が現れる。針の原理原則を知り、始めて針術の妙に達することができる。この篇では、すべて尽くすことはできないが、その要点は述べている。

1. 〔原文〕百証兪穴、再三用心。

〔和訓〕百証、兪穴は再三、心に用う。

〔注〕百証は、多くの病気を指す。兪穴は、穴（つぼ）のこと。再三は、二度も三度も、たびたび。心に用うは、心に用いる、注意する。

〔訳〕多くの病気に兪穴を用いる時は、十分用心する。

2. 〔原文〕顖会達於玉枕、頭風療以金針。

〔和訓〕顖会より玉枕に達する、頭風は金針を以て療する。

〔注〕頭風は、頭痛のこと。金針は、金属製の針、秘伝、金で作った針。

顖会 (しんえ) は、督脈の穴で〔位置〕は、頭部、前正中線上、前髪際の後方2寸で、頭痛、めまい、に用いる (図1)。

玉枕 (ぎょくちん) は、足の太陽膀胱経の穴で、〔位置〕は、頭部、外後頭隆起上縁と同じ高さ、後正中線の外方 1.3 寸。臭いがわからないのを治療する効果がある (図1、図2)。

〔訳〕顖会と玉枕を用いて、金針で頭痛を治療する。

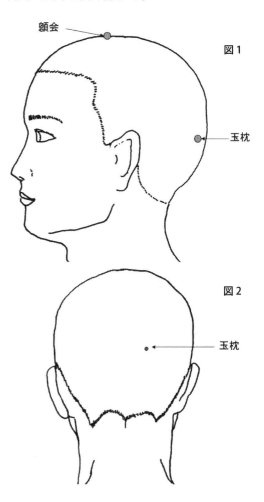

顖会

図1

玉枕

図2

玉枕

3. 〔原文〕懸顱、頷厭之中、偏頭痛止。強間、豐隆之際、頭痛難禁。

〔和訓〕懸顱、頷厭の中、偏頭痛は止み。強間、豐隆の際、頭痛は禁じ難し。

〔注〕中は、あたる、命中する。難禁は、耐え難いこと。

　懸顱 (けんろ) は、足の少陽胆経経で、〔位置〕は頭部、頭維と曲鬢を結ぶ曲線上の中点。片頭痛、顔面痛を主治す (図3)。

　頷厭 (がんえん) は、足の少陽胆経で、〔位置〕は頭部、頭維と曲鬢を結ぶ曲線上、頭維から4分の1のところ。片頭痛、耳鳴り、めまいを主治す (図3)。

　強間 (きょうかん) は、督脈で〔位置〕は頭部、後正中線上、後髪際の上方4寸。脳戸の上方1寸5分。めまい、頭痛を主治す (図4)。

　豐隆 (ほうりゅう) は、足の陽明胃経で〔位置〕は下腿前外側、前脛骨筋の外縁、外果尖の上方8寸。咳痰のある気管支喘息、胃痛、便秘を主治す (図5)。

〔訳〕懸顱、頷厭に中ると、偏頭痛は止み。頭痛が耐え難い時は強間、豐隆を用いる。

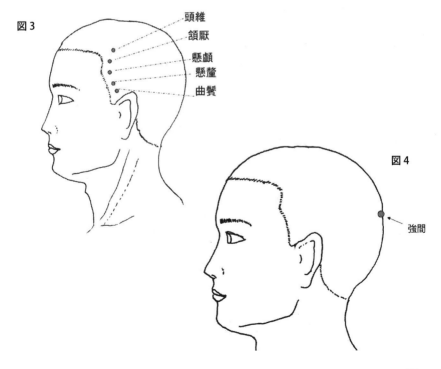

図3　頭維　頷厭　懸顱　懸釐　曲鬢

図4　強間

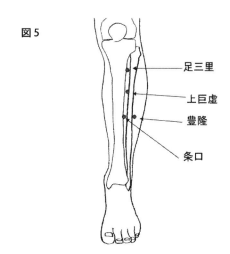

図5

足三里
上巨虚
豊隆
条口

4.〔原文〕原夫面腫虚浮、須仗水溝、前頂。耳聾気閉、全憑聴会、翳風。

〔和訓〕原 (もとそれ) 夫面が腫れ虚浮、須 (すべから) く水溝、前頂を仗 (つ) くべし。耳聾気閉は、全 (すべ) て聴会、翳風を憑 (よりどころ) とする。

〔注〕聴会 (ちょうえ) は、足の少陽胆経で、〔位置〕は顔面部、珠間切痕と下顎骨関節突起の間、陥凹部。口を開けると珠間切痕の前方にできる陥凹部。耳鳴り、めまい、頭痛を主治す (図6)。

　翳風 (えいふう) は、手の少陽三焦経で、〔位置〕は前頚部、耳垂後方、乳様突起下端前方の陥凹部。顔面神経麻痺、耳鳴り、難聴を主治す (図6)。

〔訳〕顔面の虚証の浮腫は、水溝、前頂を取り、耳聾気閉の時は、聴会、翳風を用いる。

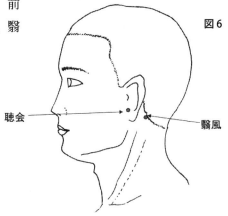

図6

聴会
翳風

5. 〔原文〕面上蟲行有験、迎香可取。耳中蟬噪有声、聴会堪取。

〔和訓〕面上に蟲が行く験有れば、迎香取る可し。耳中蟬噪の声有るは、聴会攻め堪えたり。

〔注〕噪は、さわぐこと。

　迎香 (げいこう) は、手の陽明大腸経で、〔位置〕は顔面部、鼻唇溝中、鼻翼外縁中点と同じ高さ。鼻炎、顔面神経麻痺を主治す (図7)。

　聴会 (ちょうえ) は、足の少陽胆経で、〔位置〕は顔面部、珠間切痕と下顎骨関節突起の間、陥凹部。口を開けると珠間切痕の前方にできる陥凹部。耳鳴り、めまい、頭痛を主治す (図7)。

〔訳〕顔面に虫が行くような感覚があれば、迎香取る。耳中で蝉が騒ぐのは、聴会を用いる。

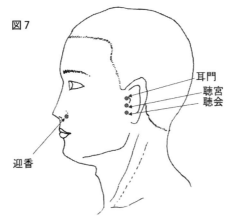

図7

耳門
聴宮
聴会
迎香

6. 〔原文〕目眩兮、支正、飛揚。目黄兮、陽綱、胆兪。

〔和訓〕目眩には支正、飛揚。目黄は、陽綱、胆兪。

〔注〕兮は、訓読では読まないが、句間、句末に置いて語調を調える。目黄は、黄疸のこと。

　支正 (しせい) は、手の太陽小腸経で、〔位置〕は前腕後内側、尺骨内縁と尺側手根屈筋の間、手関節背側横紋の上方5寸。発熱、精神疾患、腰痛を主治す (図8)。

　飛揚 (ひよう) は、足の太陽膀胱経で、〔位置〕は下腿後外側、腓腹筋外側頭

下縁とアキレス腱の間、崑崙の上方7寸。腰痛、頭痛を主治す（図9）。

　陽綱（ようこう）は、足の太陽膀胱経で、〔位置〕は上背部、第10胸椎縁突起下縁と同じ高さ、後正中線の外方3寸。腹部膨満、下痢、黄疸、糖尿病を主治す（図10）。

　胆兪（たんゆ）は、足の太陽膀胱経で、〔位置〕は、上背部、第10胸椎棘突起下縁と同じ高さ、後正中線の外方1.5寸。黄疸、肝炎、胸脇部痛を主治す（図10）。

〔訳〕目眩には支正、飛揚を用いる。黄疸には、陽綱、胆兪を用いる。

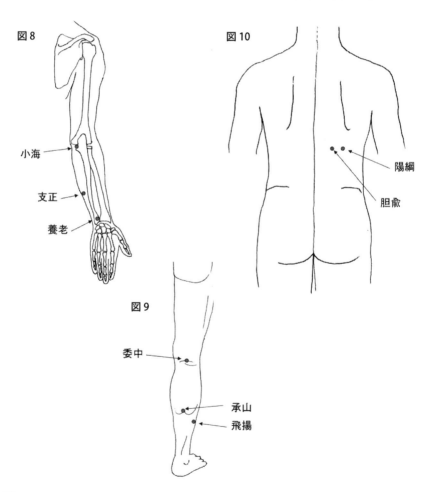

図8
小海
支正
養老

図10
陽綱
胆兪

図9
委中
承山
飛揚

7.〔原文〕攀睛攻少沢、肝兪之所、涙出刺臨泣、頭維之處。

〔和訓〕攀睛は少沢、肝兪の所を攻む。涙出づるは臨泣、頭維の処を刺す。

〔注〕攀睛は、翼状片のこと。

　少沢 (しょうたく) は、手の太陽小腸経で、〔位置〕は小指、末節骨尺側、爪甲角の近位内方 1 分 (指寸)、爪甲尺側縁の垂線と爪甲基底部の水平線との交点。意識障害、咽頭痛、乳汁減少を主治す (図 11)。

　肝兪 (かんゆ) は、足の太陽膀胱経で、〔位置〕は、上背部、第 9 胸椎棘突起下縁と同じ高さ、後正中線の外方 1.5 寸。胸痛、腹部膨満、月経不順、肝炎を主治す (図 12)。

　臨泣は、頭臨泣 (あたまりんきゅう) であり、足の少陽胆経で、〔位置〕は、頭部、前髪際から入ること 5 分、瞳孔の直上。神庭と頭維を結ぶ曲線の中点。頭痛、めまいを主治す (図 13)。

　頭維 (ずい) は、足の陽明胃経で、〔位置〕は、頭部、額角髪際の直上 5 分、前正中線の外方 4 寸 5 分。頭痛、めまいを主治す (図 13)。

〔訳〕翼状片には少沢、肝兪を用い、涙出づる病気は臨泣、頭維を刺す。

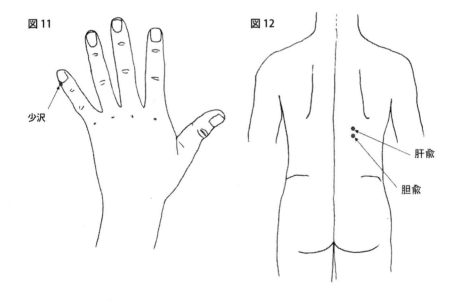

図 11　少沢

図 12　肝兪　胆兪

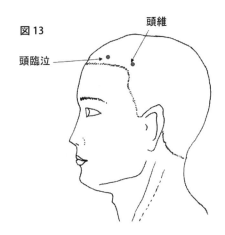

図 13
頭維
頭臨泣

8.〔原文〕目中漠漠、即尋攢竹、三間。目眼科覺眒眒、急取養老、天柱。

〔和訓〕目中漠漠、即ち攢竹、三間を尋ねる。目覺眒眒は、急いで養老、天柱を取る。

〔注〕漠は、くらい、薄暗くぼっとしているさま。漠漠は、一面に続いているさま。広々として果てしないさま、薄暗いさま。目中漠漠は、眼の前が、はっきりしない病気。眒眒は、よく見えない、ぼやけてかすんださま。

　攢竹 (さんちく) は、足の太陽膀胱経で、〔位置〕は、頭部、眉毛内端の陥凹部。しゃっくり、頭痛、顔面神経麻痺を主治す (図 14)。

　三間 (さんかん) は、手の陽明大腸経で、〔位置〕は、手背、第 2 中手指節関節橈側の近位陥凹部。咽頭痛、橈骨神経麻痺、結膜炎を主治す (図 15)。

　養老 (ようろう) は、手の太陽小腸経で、〔位置〕は、前腕後内側、尺骨頭橈側の陥凹部、手関節背側横紋の上方 1 寸。手掌を下に向け、指で尺骨頭の頂点を押さえて手掌を胸につける時、指が滑り込む骨の割れ目。頭痛、視力低下、腰痛を主治す (図 15)。

　天柱 (てんちゅう) は、足の太陽膀胱経で、〔位置〕は、後頚部、第 2 頚椎棘突起上縁と同じ高さ、僧帽筋外側の陥凹部。瘂門の外方 1.3 寸。頭痛、頚椎症を主治す (図 16)。

〔訳〕薄暗くぼっとしている眼病は、攢竹、三間を取り、ぼやけてかすんだ

病気の時は、急いで養老、天柱を取る。

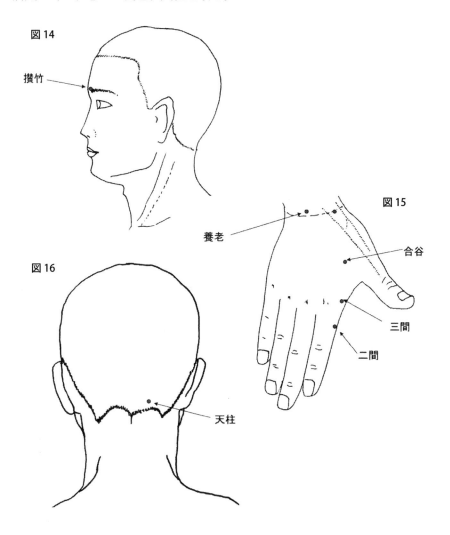

図14

攅竹

図15

養老

合谷

図16

三間

二間

天柱

9.〔原文〕観其雀目肝気、睛明行間而細推。審他項強傷寒、温溜、期門而主之。

〔和訓〕其の雀目肝気を観れば、睛明、行間にして而細く推す。他の項強傷寒をつまびらかにすれば、温溜、期門、之を主る。

〔注〕観は、良く見ること。雀目は、夜盲症。審は、つまびらかにする。他は、ほかのこと。

　睛明 (せいめい) は、足の太陽膀胱経で、〔位置〕は、顔面部、内眼角の内上方と眼窩内側壁の間の陥凹部。閉眼し内眼角の内上方 0.1 寸の陥凹部。結膜炎、緑内障、視力低下を主治す (図17)。

　行間 (こうかん) は、足の厥陰肝経で、〔位置〕は、足背、第1・第2指間、みずかきの近位、赤白肉際。頭痛、月経痛を主治す (図18)。

　温溜 (おんる) は、手の陽明大腸経で、〔位置〕は、前腕後外側、陽渓と曲池を結ぶ線上、手関節背側横紋の上方5寸。咽頭痛、浮腫、痙攣性疾患、便秘を主治す (図19)。

　期門 (きもん) は、足の厥陰肝経で、〔位置〕は、前胸部、第6肋間、前正中線の外方4寸。乳頭中央の下方で、巨闕の外方4寸。胸脇痛、嘔吐を主治す (図20)。

〔訳〕夜盲症には、睛明行間を取り、項強傷寒があれば、温溜、期門を取る。

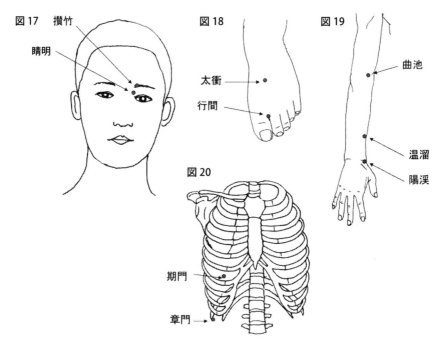

図17　攅竹　睛明

図18　太衝　行間

図19　曲池　温溜　陽渓

図20　期門　章門

10.〔原文〕廉泉、中衝、舌下腫疼堪取。天府、合谷、鼻中衄血宜追。

〔和訓〕廉泉、中衝は舌下腫れ疼みを取るに堪える。天府、合谷は鼻中衄血に追(たず)るに宜し。

〔注〕廉泉 (れんせん) は、任脈で、〔位置〕は、前頚部、前正中線上、喉頭隆起上方、舌骨の上方陥凹部。頚部を軽く後屈して取る。失語症、咽頭痛を主治す (図21)。

中衝 (ちゅうしょう) は、手の厥陰心包経で、〔位置〕は、中指先端中央。意識障害、胸痛を主治す (図22)。

天府 (てんぷ) は、手の太陰肺経で、〔位置〕は、上腕前外側、上腕二頭筋外側縁、腋窩横紋前端の下方3寸。咳嗽、喀血。甲状腺腫瘤を主治す (図23)。

合谷 (ごうこく) は、手の陽明大腸経で、〔位置〕は、手背、第2中手骨中点の橈側。感冒、便秘、全身疼痛、顔面神経麻痺を主治す (図24)。

〔訳〕廉泉、中衝は舌下腫れ痛みを取るによい。天府、合谷は鼻中衄血に良い。

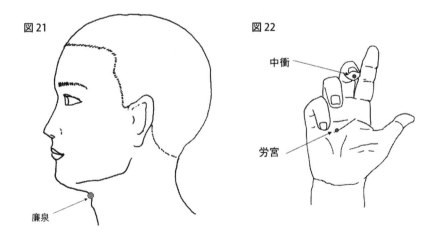

図21

廉泉

図22

中衝

労宮

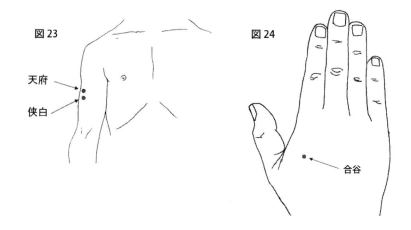

図 23
天府
侠白

図 24
合谷

11.〔原文〕耳門、糸竹空、住牙疼於頃刻。頬車、地倉穴、正口喎於片時。

〔和訓〕耳門、糸竹空は、頃刻に牙疼住む。頬車、地倉穴は、片時に口喎を
正す。

〔注〕牙は、歯のこと。牙疼は歯痛のこと。住は、止む、中止するの意味。
頃刻は、わずかの時間、しばらくの意味。片時は、すこしの時。口喎は、顔
面神経麻痺のこと。

　耳門 (じもん) は、手の少陽三焦経で、〔位置〕は、顔面部、耳珠上の切痕と
下顎骨の関節突起の間、陥凹部。耳珠の前上方で頬骨弓の後端。耳鳴り、難
聴を主治す (図 25)。

　糸竹空 (しじくくう) は、足の陽明胃経で、〔位置〕は、頭部眉毛外端の陥凹部。
頭痛、顔面神経麻痺、めまいを主治す (図 26)。

　頬車 (きょうしゃ) は、足の陽明胃経で、〔位置〕は、顔面部、下顎角の前上方
1 横指 (中指)。顔面神経麻痺、歯痛を主治す (図 26)。

　地倉 (ちそう) は、足の陽明胃経で、〔位置〕は、顔面部、口角の外方 4 分 (指
寸)。口角の外方で、鼻唇溝の延長線上。顔面神経麻痺を主治す (図 26)。

〔訳〕耳門、糸竹空で治療すれば、しばらくして歯痛は止む。頬車、地倉穴
を治療すると少しの間に顔面神経麻痺は改善する。

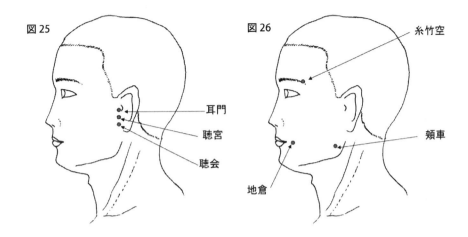

図25　　耳門　聴宮　聴会

図26　　糸竹空　頬車　地倉

12.〔原文〕喉痛兮、液門、魚際云療。轉筋兮、金門、丘墟亦醫。

〔和訓〕喉痛は、液門、魚際で療す。轉筋は、金門、丘墟亦た医す。

〔注〕兮は、訓読では読まないが、句間、句末に置いて語調を調える。云は、句中の助字として用い、句調を調える。「云」を「去」としている本（『百症賦精解』趙洛匀著）もある。「亦」は「來」としている本もある（『針灸歌賦選読』李磊著）。轉筋は、こむらがえりのこと。医は、癒す、治療する意味。

　液門（えきもん）は、手の少陽三焦経で、〔位置〕は、手背、薬指と小指の間、みずかきの近位陥凹部、赤白肉際。頭痛、耳鳴り、難聴を主治す（図27）。

　魚際（ぎょさい）は、手の太陰肺経で、〔位置〕は、手掌、第1中手骨中点の橈側、赤白肉際。咽頭痛、咳、発熱を主治す（図28）。

　金門（きんもん）は、足の太陽膀胱経で、〔位置〕は、足背、外果前縁の遠位、第5中足骨粗面の後方、立方骨下方の陥凹部。痙攣性疾患、腰痛、頭痛を主治す（図29）。

　丘墟（きゅうきょ）は、足の少陽胆経で、〔位置〕は、足関節前外側、長指伸筋腱外側の陥凹部、外果尖の前下方。抵抗に抗して足の第2指から第5指を伸展させて現れた長指伸筋腱の外側陥凹中。頚部痛、下肢神経障害を主治す（図29）。

〔訳〕喉痛は、液門、魚際で治療する。こむらがえは、金門、丘墟で治療す。

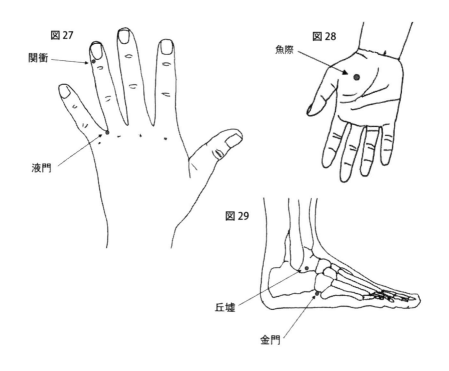

13.〔原文〕陽谷、俠渓、頷腫口噤並治、少商、曲沢、血虚口渇同施。

〔和訓〕陽谷、俠渓、頷腫口噤の並びに治す。少商、曲沢は、血虚口渇施を同じくす。

〔注〕頷は、下顎のこと。頷腫は、下顎の腫れる病気。口噤は、口が開かない病気。施は、ほどこす、行うこと。

　陽谷 (ようこく) は、手の太陽小腸経で、〔位置〕は、手関節後内側、三角骨と尺骨茎状突起の間の陥凹部。発熱、頭痛を主治す (図 30)。

　俠渓 (きょうけい) は、足の少陽胆経で、〔位置〕は、足背、第 4・第 5 指間、みずかきの近位、赤白肉際。頭痛、めまい、耳鳴りを主治す (図 31)。

　少商 (しょうしょう) は、手の太陰肺経で、〔位置〕は、母指、末節骨橈側、爪甲角の近位外方 1 分 (指寸)、爪甲橈側縁の垂線と爪甲基底部の水平線との交点。咽頭痛、意識障害、熱中症、脳卒中を主治す (図 32)。

　曲沢 (きょくたく) は、手の厥陰心包経で、〔位置〕は、肘前面、肘窩横紋上、

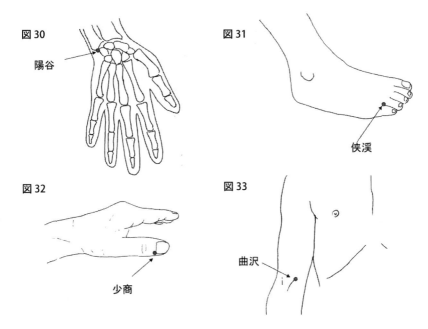

図 30　陽谷

図 31　侠渓

図 32　少商

図 33　曲沢

上腕二頭筋腱内方の陥凹部。上肢痛、嘔吐、下痢を主治す（図 33）。

〔訳〕陽谷、侠渓で、下顎の腫れや開口障害を治療する。少商、曲沢は、血虚の口渇を治療する。

14. 〔原文〕通天去鼻内無聞之苦。復溜祛舌乾口燥之悲。

〔和訓〕通天は、鼻内の聞くこと無きの苦を去る。復溜は、舌乾、口燥の悲しみを祛る。

〔注〕無聞は、臭いを感じないこと。

　通天 (つうてん) は、足の太陽膀胱経で、〔位置〕は、頭部、前髪際の後方 4 寸、前正中線の外方 1.5 寸。承光と絡却の中点。頭痛、鼻閉を主治す（図 34）。

　復溜 (ふくりゅう) は、足の少陰腎経で、〔位置〕は、下腿後内側、アキレス腱の前縁、内果尖の上方 2 寸。寝汗、下痢、浮腫を主治す（図 35）。

〔訳〕通天は、臭いを感じないものに効果がある。復溜は、舌が乾き口が燥く病気を治療できる。

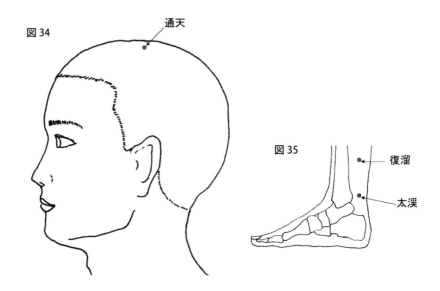

図 34　通天

図 35　復溜　太渓

15. 〔原文〕瘂門、関衝、舌緩不語而要緊。天鼎、間使、失音嗚嚅而休遅。

〔和訓〕瘂門関衝は、舌が緩るんで語れざる時に、緊で要める。天鼎間使は、失音で嗚嚅として、休み遅れる病気にとる。

〔注〕舌緩不語は、舌が緩るんで話すことができないこと。要は、もとめる、緊は、いそぐ、迫る意味。嗚嚅は、口が動くだけで言葉のはっきりしないさま。休は、やすむ、やめること。

　瘂門 (あもん) は、督脈で、〔位置〕は、後頚部、後正中線上、第 2 頚椎棘突起上方の陥凹部。項窩のほぼ中央で後髪際の上方、風府の下方 0.5 寸に取る。言語障害、頭痛を主治す (図 36)。

　関衝 (かんしょう) は、手の少陽三焦経で、〔位置〕は、薬指、末節骨尺側、爪甲角から近位内方 1 分 (指寸)、爪甲尺側録の垂直線と爪甲基底部の水平線との交点。発熱、意識障害を主治す (図 37)。

　天鼎 (てんてい) は、手の陽明大腸経で、〔位置〕は、前頚部、輪状軟骨と同じ高さ、胸鎖乳突筋の後縁。扶突の直下で胸鎖乳突筋の後縁。咳、気管支喘息、咽頭痛を主治す (図 38)。

　間使 (かんし) は、手の厥陰心包経で、〔位置〕は、前腕前面、長掌筋腱と橈

側手根屈筋腱の間、手関節掌側横紋の上方 3 寸。胸痛、精神疾患を主治す（図39）。

〔訳〕瘂門関衝は、舌が緩るんで語ることができない時に、急いで取る。天鼎間使は、失音で言語不明瞭瞭な時に取る。

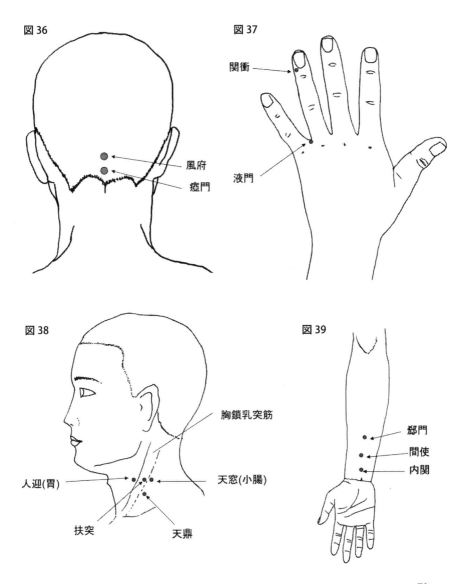

16.〔原文〕太衝瀉唇喎以速愈、承漿瀉牙疼而即移。

〔和訓〕太衝、唇喎を瀉すれば以て速やかに愈ゆ。承漿は牙疼を瀉すれば、即ち移す。

〔注〕唇喎は、顔面神経麻痺。移は、うつる、変わること。

　太衝 (たいしょう) は、足の厥陰肝経で、〔位置〕は、足背、第1・第2中足骨間、中足骨底接合部遠位の陥凹部、足背動脈拍動部。第1・第2中足骨間を指頭で撫で上げた時、指が止まる所。下肢神経障害、月経不順、腹部膨満を主治す (図40)。

　承漿 (しょうしょう) は、任脈で、〔位置〕は、顔面部、オトガイ唇溝中央の陥凹部。顔面神経麻痺、顔面痛を主治す (図41)。

〔訳〕顔面神経麻痺に太衝を瀉すれば、速く治る。歯痛に、承漿を瀉すれば、すぐに改善する。

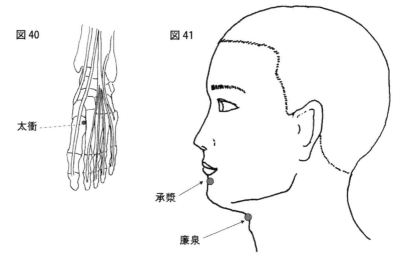

図40　太衝

図41　承漿　廉泉

17.〔原文〕項強多悪風、束骨相連於天柱。熱病汗不出、大都更接於経渠。

〔和訓〕項強く悪風多ければ、束骨は、天柱に相連る。熱病、汗出でざるは、大都更に経渠に接す。

〔注〕接は、触れる、つぐ、連なる、取る意味がある。

　束骨 (そっこく) は、足の太陽膀胱経で、〔位置〕は、足外側、第5中足指節

関節の近位陥凹部、赤白肉際。頭痛、痔疾患を主治す (**図 42**)。

　天柱 (てんちゅう) は、足の太陽膀胱経で、〔位置〕は、後頚部、第 2 頚椎棘突起上縁と同じ高さ、僧帽筋外側の陥凹部。瘂門の外方 1.3 寸。頭痛、頚椎症を主治す (**図 43**)。

　大都 (だいと) は、足の太陰脾経で、〔位置〕は、足の第 1 指、第 1 中足指節関節の遠位内側陥凹部、赤白肉際。腹痛、発熱を主治す (**図 44**)。

　経渠 (けいきょ) は、手の太陰肺経で、〔位置〕は、前腕前外側、橈骨下端の橈側で外側に最も突出した部位と橈骨動脈の間、手関節掌側横紋の上方 1 寸。咳、気管支喘息、大動脈炎症候群を主治す (**図 45**)。

〔訳〕項強く悪風多い時は、束骨天柱を取る。熱病、汗出ない時、大都、経渠に取る。

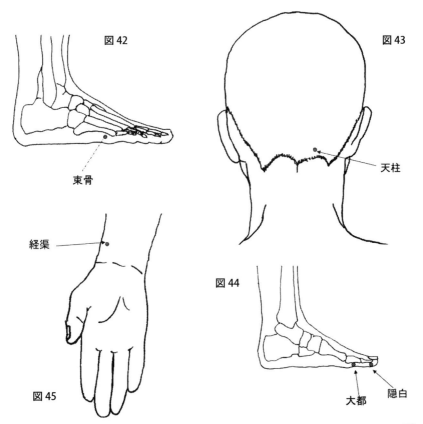

図 42

束骨

図 43

天柱

経渠

図 44

図 45

大都　隠白

18.〔原文〕且如両臂頑麻、少海就傍於三里。半身不遂、陽陵遠達於曲池。

〔和訓〕且両臂が頑麻の如くは、少海、三里を取る。半身不遂は、陽陵（泉）と遠く曲池に達す。

〔注〕且は、しばらくの意味。臂は、腕のこと。頑は、にぶい、かたくなな、悪いの意味。麻はしびれること。

　少海（しょうかい）は、手の少陰心経で、〔位置〕は、肘前内側、上腕骨内側上顆の前縁、肘高横紋と同じ高さ。肘を屈曲し、上腕骨内側上顆と肘高横紋の内側端との中点。胸痛、統合失調症、頭痛、動悸を主治す（図46）。

　手三里（てさんり）は、手の陽明大腸経で、〔位置〕は、前腕後外側、陽渓と曲池を結ぶ線上、肘窩横紋の下方2寸。上肢神経障害、腹痛、結膜炎を主治す（図46）。

　陽陵泉（ようりょうせん）は、足の少陽胆経で、〔位置〕は、下腿外側、腓骨頭前下方の陥凹部。下肢神経障害、変形性膝関節症を主治す（図47）。

　曲池（きょくち）は、手の陽明大腸経で、〔位置〕は、肘外側、尺沢と上腕骨外側上顆を結ぶ線上の中点。発熱、湿疹、痙攣性疾患、高血圧症を主治す（図46）。

〔訳〕しばらくの間、両臂が頑麻の如くであるのは、少海、三里を取る。半身不遂は、陽陵（泉）と遠く曲池に達す。

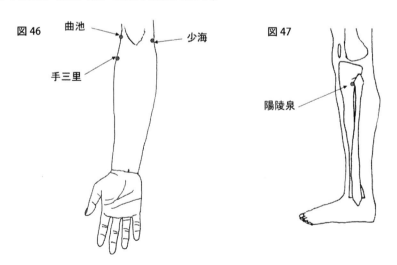

図46　曲池　手三里　少海
図47　陽陵泉

19. 〔原文〕建里、内関、掃盡胸中之苦悶。聴宮、脾兪、祛殘心下之悲凄。
〔和訓〕建里、内関は胸中の苦悶を掃盡す。聴宮、脾兪は、殘る心下の凄い
悲を祛る。
〔注〕掃は、はく、除くこと。盡はつきる、なくすこと。掃盡は、ことごと
く除くこと。

建里 (けんり) は、任脈で、〔位置〕は、上腹部、前正中線上、臍中央の上方
3寸。胃痛、嘔吐、腹部膨満を主治す (図48)。

内関 (ないかん) は、手の厥陰心包経で、〔位置〕は、前腕前面、長掌筋腱と
橈側手根屈筋腱の間、手関節掌側横紋の上方2寸。胸痛、胃痛、嘔吐、不眠
症を主治す (図49)。

聴宮 (ちょうきゅう) は、手の太陽小腸経で、〔位置〕は、顔面部、耳珠中央の
前縁と下顎骨関節突起の間の陥凹部。耳鳴り、難聴を主治す (図50)。

脾兪 (ひゆ) は、足の太陽膀胱経で、〔位置〕は、上背部、第11胸椎棘突起下
縁と同じ高さ、後正中線の外方1.5寸。腹痛、腹部膨満、嘔吐を主治す (図51)。
〔訳〕建里、内関は胸中の苦悶を除く。聴宮、脾兪は、心下の悲凄を去る。

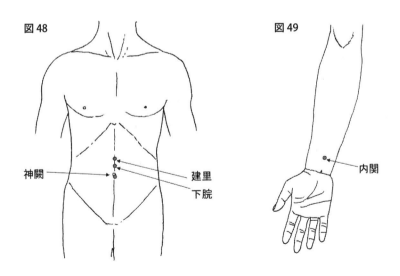

図48　神闕　建里　下脘

図49　内関

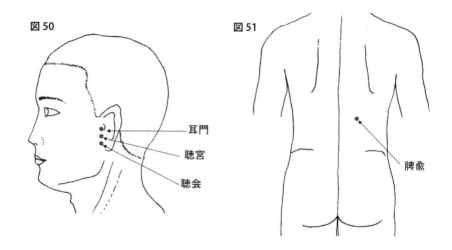

図50　　　　　　　　　図51

耳門
聴宮
聴会

脾兪

20.〔原文〕久知脅肋疼痛、気戸、華蓋有霊。腹内腸鳴、下脘、陥谷能平。
〔和訓〕脇肋疼痛を久しく知れば、気戸、華蓋霊有り。腹内腸鳴は、下脘、陥谷能く平にす。
〔注〕霊は、不思議な力のこと。

　気戸 (きこ) は、足の陽明胃経で、〔位置〕は、前胸部、鎖骨下縁、前正中線の外方4寸。気管支喘息、胸痛を主治す (図52)。

　華蓋 (かがい) は、任脈で、〔位置〕は、前胸部、前正中線上、第1肋間と同じ高さ。胸痛、気管支喘息、咳を主治す (図52)。

　下脘 (げかん) は、任脈で、〔位置〕は、上腹部、前正中線上、臍中央の上方2寸。腹痛、嘔吐、下痢を主治す (図52)。

　陥谷 (かんこく) は、足の陽明胃経で、〔位置〕は、足背、第2・第3中足骨間、第2中足指節関節の近位陥凹部。腹痛、浮腫、足背疼痛を主治す (図53)。
〔訳〕長期間の脇肋疼痛には、気戸、華蓋不思議な力が有る。腹内腸鳴には、下脘、陥谷が効果がある。

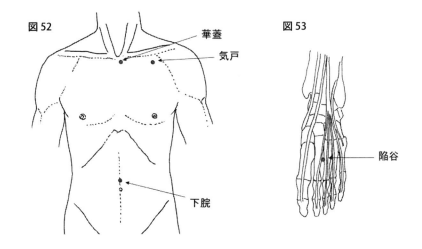

図 52　華蓋　気戸　下脘

図 53　陥谷

21.〔原文〕胸脇支満何療、章門、不容細尋。膈疼飲蓄難禁、膻中、巨闕便針。
〔和訓〕胸脇支満何にか療すや、章門、不容を細しく尋ねよ。膈の疼み飲蓄
禁じ難きは、膻中、巨闕、便ち針す。
〔注〕曾の経なり。細は、詳しくの意味。蓄は、たまる、たくわえること。
飲蓄は、水毒のこと。便は、すばやい意味。
　章門 (しょうもん) は、足の厥陰肝経で、〔位置〕は、側腹部、第11肋骨端下縁。
下痢、腹部膨満、腹痛を主治す (図54)。
　不容（ふよう）は、足の陽明胃経で、〔位置〕は、上腹部、臍中央の上方
6寸、前正中線の外方2寸。胃痛、腹部膨満、嘔吐を主治す (図55)。
　膻中 (だんちゅう) は、任脈で、〔位置〕は、前胸部、前正中線上、第4肋間と
同じ高さ。胸痛、咳、動悸、気管支喘息を主治す (図55)。
　巨闕 (こけつ) は、任脈で、〔位置〕は、上腹部、前正中線上、臍中央の上方
6寸。胃痛、腹部膨満、動悸を主治す (図55)。
〔訳〕胸脇支満はどのように治療するのか、章門、不容を細しく尋ねよ。膈
の疼みや水毒が我慢できない場合は、膻中、巨闕に便に針す。

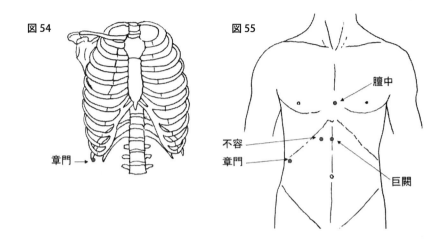

図54　章門→

図55　膻中　不容　章門　巨闕

22.〔原文〕胸満更加噎塞、中府、意舎所行。胸膈停留瘀血、腎兪、巨膠宜微。
〔和訓〕胸満更に噎塞を加うるは、中府、意舎の行く所なり。胸膈、瘀血が
停留するは、腎兪、巨膠微て宜し。
〔注〕噎塞は、食道の通過障害。微は、すぐれていること。

　中府 (ちゅうふ) は、手の太陰肺経で、〔位置〕は前胸部、第1肋間と同じ高さ、
鎖骨下窩の外側、前正中線の外方6寸。雲門の下方1寸。咳、肩関節周囲
炎を主治す (図56)。

　意舎 (いしゃ) は、足の太陽膀胱経で、〔位置〕は、上背部、第11胸椎棘突
起下縁と同じ高さ、後正中線の外方3寸。腹部膨満、下痢を主治す (図57)。

　腎兪 (じんゆ) は、足の太陽膀胱経で、〔位置〕は、腰部、第2腰椎棘突起下
縁と同じ高さ、後正中線の外方1.5寸。腎炎、浮腫、月経不順を主治す
(図57)。

　巨膠 (こりょう) は、足の陽明胃経で、〔位置〕は、顔面部、瞳孔の直下、鼻
翼下縁と同じ高さ。顔面神経麻痺、歯痛を主治す (図58)。
〔訳〕胸満に噎塞が加わった時は、中府、意舎で治療する。胸膈に瘀血が停
留する時は、腎兪、巨膠が良い。

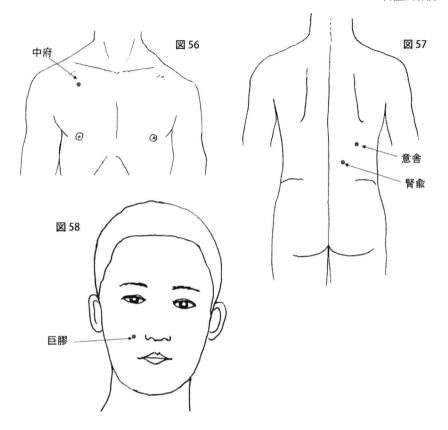

図 56

中府

図 57

意舎
腎兪

図 58

巨膠

23.〔原文〕胸満項強、神蔵、璇璣已試。背連腰痛、白環、委中曾経。

〔和訓〕胸満項強は、神蔵、璇璣已に試す。背腰に連なる痛は、白環、委中<ruby>曾<rt>かつて</rt></ruby>の経なり。

〔注〕曾は、かつて、以前にのこと。経は、法則の意味。

神蔵 (しんぞう) は、足の少陰腎経で、〔位置〕前胸部、第２肋間、前正中線の外方２寸。気管支喘息、胸痛を主治す (図59)。

璇璣 (せんき) は、任脈で、〔位置〕は、前胸部、前正中線上、頚窩の下方１寸。天突の下方１寸。胸痛、気管支喘息、咳を主治す (図59)。

白環は、白環兪 (はっかんゆ) のこと。白環兪は、足の太陽膀胱経で、〔位置〕は、仙骨部、第４後仙骨孔と同じ高さ、正中仙骨稜の外方１.５寸。下膠と同じ高さ。腰痛、月経不順を主治す (図60)。

　委中 (いちゅう) は、足の太陽膀胱経で、〔位置〕は、膝後面、膝窩横紋の中点。腰痛、片麻痺を主治す (図60)。

〔訳〕胸満項強は、神蔵、璇璣が良い。背腰に連なる痛は、白環、委中を治療するのが以前からの法則である。

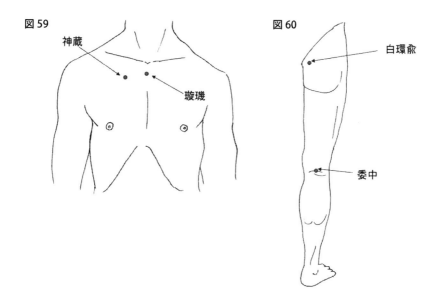

図59

神蔵

璇璣

図60

白環兪

委中

24.〔原文〕脊強兮、水道、筋縮。目潤兮、顴髎、大迎。

〔和訓〕脊強ばるは、水道、筋縮。目潤うは、顴髎、大迎なり。

〔注〕兮は、訓読では読まないが、句間、句末に置いて語調を調える。

　水道 (すいどう) は、足の陽明胃経で、〔位置〕は、下腹部、臍中央の下方3寸、前正中線の外方2寸。浮腫、腹水、尿閉を主治す (図61)。

　筋縮 (きんしゅく) は、督脈で、〔位置〕は上背部、後正中線上、第9胸椎棘突起下方の陥凹部。第7胸椎棘突起の位置から参考にする。背中の筋肉の強張りを主治す (図62)。

　顴髎 (けんりょう) は、手の太陽小腸経で、〔位置〕は、顔面部、外眼角の直下、頬骨下方の陥凹部。外眼角の直下と頬骨下縁との交点。顔面神経麻痺、顔面痛を主治す (図63)。

大迎（だいげい）は、足の陽明胃経で、〔位置〕は、顔面部、下顎角の前方、咬筋付着部の前方陥凹部、顔面動脈上。咽頭痛、しゃっくりを主治す（図63）。

〔訳〕脊強ばる時は、水道、筋縮を用いる。目潤う時は、顴髎、大迎を用いる。

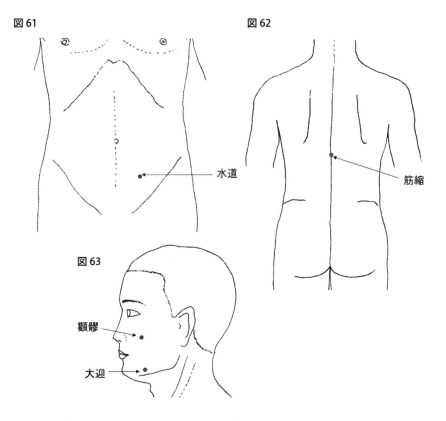

図61

水道

図62

筋縮

図63

顴髎

大迎

25. 〔原文〕瘈病非顱息而不愈、臍風須然谷而易醒。

〔和訓〕瘈病、顱息に非ざれば愈えず。臍風、須く然谷は醒し易し。

〔注〕瘈病は、手足の引きつる病気。臍風は、新生児の破傷風のこと。醒は、さます、さめること。

顱息（ろそく）は、手の少陽三焦経で、〔位置〕は、頭部、翳風と角孫を結ぶ（耳の輪郭に沿った）曲線上で、翳風から３分の２。耳鳴り、難聴、頭痛を主治す（図

64)。

　然谷 (ねんこく) は、足の少陰腎経で、〔位置〕は、足内側、舟状骨粗面の下方、赤白肉際。内果の前下方で、舟状骨粗面の直下。月経不順、勃起不全、湿疹を主治す (図65)。

〔訳〕手足の引きつる病気は、顖息でなければ治らない。新生児の破傷風は、然谷で醒ます。

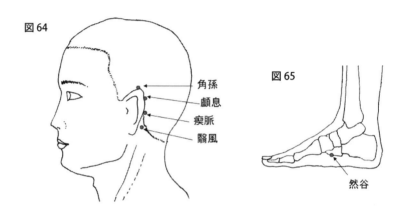

図64

角孫
顖息
瘈脈
翳風

図65

然谷

26.〔原文〕委陽、天池、腋腫針而速散。後渓、環跳、腿疼刺而即軽。

〔和訓〕委陽、天池は腋腫に針すれば速に散ず。後渓、環跳は、腿疼に刺せば即く軽し。

〔注〕腋腫は、腋窩の腫れのこと。腿疼は、下肢の痛みのこと。

　委陽 (いよう) は、足の太陽膀胱経で、〔位置〕は、膝後外側、大腿二頭筋腱の内縁、膝窩横紋上。尿閉、浮腫を主治す (図66)。

　天池 (てんち) は、手の厥陰心包経で、〔位置〕は、前胸部、第4肋間、前正中線の外方5寸。咳、気管支喘息、胸痛を主治す (図67)。

　後渓 (こうけい) は、手の太陽小腸経で、〔位置〕は、手背、第5中手指節関節尺側の近位陥凹部、赤白肉際。拳を軽く握り、手掌の横紋の尺側端。頭痛、めまい、発熱を主治す (図68)。

　環跳 (かんちょう) は、足の少陽胆経で、〔位置〕は、殿部、大腿骨大転子の頂点と仙骨裂孔を結ぶ線上、大転子頂点から3分の1。腰痛、片麻痺を主治す

（図69）。

〔訳〕委陽、天池は腋窩の腫れに針すれば速に散ずる。後渓、環跳は、下肢の痛みに刺せば即ぐ軽くなる。

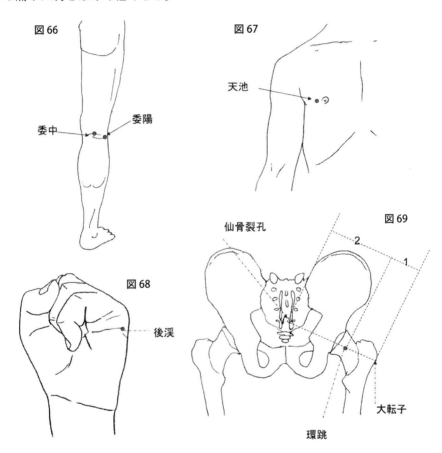

図66
委中　委陽

図67
天池

図68
後渓

図69
仙骨裂孔
2
1
大転子
環跳

27.〔原文〕夢魘不寧、厲兌相諧於隠白。発狂奔走、上脘同起於神門。

〔和訓〕夢魘、寧らかならず、厲兌、隠白を相諧す。発狂して奔走するは、上脘と神門に同じく起る。

〔注〕夢魘は、恐ろしい夢をみること。寧は、やすらかであること。諧は、やわらぐこと。起は、用いること。

厲兌 (れいだ) は、足の陽明胃経で、〔位置〕は、足の第2指、末節骨外側、

爪甲角の近位外方 1 分（指寸）、爪甲外側縁の垂線と爪甲基底部の水平線の交点。発熱、悪夢、意識障害を主治す（**図 70**）。

　隠白（いんぱく）は、足の太陰脾経で、〔位置〕は、足の第 1 指、末節骨内側、爪甲角の近位内方 1 分（指寸）、爪甲内側縁の垂線と爪甲基底部の水平線の交点。下痢、悪夢、性器出血を主治す（**図 70**）。

　上脘（じょうかん）は、任脈で、〔位置〕は、上腹部、前正中線上、臍中央の上方 5 寸。上腹部痛、嘔吐、しゃっくりを主治す（**図 71**）。

　神門（しんもん）は、手の少陰心経で、〔位置〕手関節前内側、尺側手根屈筋腱の橈側縁、手関節掌側横紋上。動悸、不眠、認知症を主治す（**図 72**）。
〔訳〕恐ろしい夢をみて、寧らかでない時、厲兌、隠白を用いてやわらぐ。発狂して奔走する時は、上脘と神門を用いる。

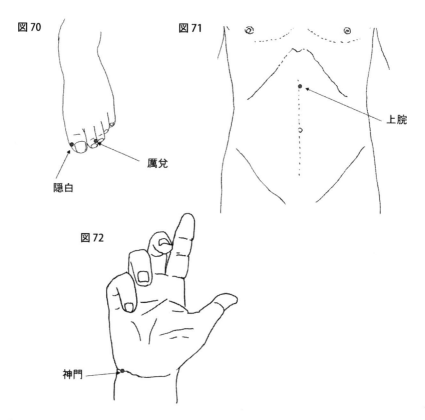

図 70　隠白　厲兌

図 71　上脘

図 72　神門

28.〔原文〕驚悸怔忡、取陽交、解渓勿誤。反張悲哭、仗天衝、大横須精。

〔和訓〕驚悸怔忡には、陽交解渓を取る、誤ること勿かれ。反張悲哭は、天衝、大横を仗ち須く 精 にする。

〔注〕驚悸は、驚きおそれておののくこと。怔忡は動悸のこと。 仗は、うつ、つくこと、針を打つこと。反張は、体が反り返ること。悲哭は、悲しくて大声で泣くこと。

陽交 (ようこう) は、足の少陽胆経で、〔位置〕は、下腿外側、腓骨の後方、外果尖の上方 7 寸。変形性膝関節症、腰痛を主治す (図 73)。

解渓 (かいけい) は、足の陽明胃経で、〔位置〕は、足関節前面、足関節前面中央の陥凹部、長母指伸筋腱と長指伸筋腱の間。内果尖と外果尖を結ぶ線上の中点。足関節を背屈すると内側から前脛骨筋、長母指伸筋、長指伸筋の 3 本神の腱が出現するが、解渓は後二者の腱の間。胃痛、腓骨神経麻痺。足関節痛、頭痛を主治す (図 74)。

天衝 (てんしょう) は、足の少陽胆経で、〔位置〕は、頭部、耳介の付け根の後縁の直上、髪際の上方 2 寸。率谷の後方 0.5 寸。頭痛、めまいを主治す (図 75)。

大横 (だいおう) は、足の太陰脾経で、〔位置〕は、上腹部、臍中央の外方 4 寸。下腹部痛、便秘、下痢を主治す (図 76)。

〔訳〕驚きおそれて動悸する場合は、陽交解渓を取る、誤ってはいけない。体が反り返り、大声で泣く場合は、天衝、大横を取る。

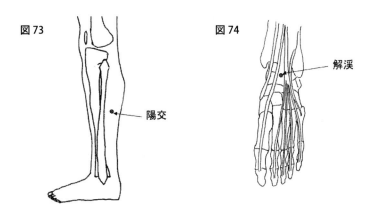

図 73　陽交

図 74　解渓

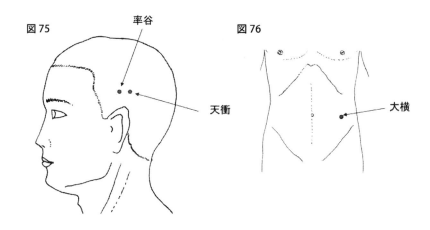

図75　率谷　天衝

図76　大横

29.　〔原文〕癩疾必身柱、本神之令、發熱仗少衝、曲池之津。

〔和訓〕癩疾は必ず身柱、本神の令、発熱は少衝、曲池の津を仗つ。

〔注〕癩疾は、ハンセン氏病。令は、おきて、教えである。津は、重要なところ。

　身柱 (しんちゅう) は、督脈で、〔位置〕は、上背部、後正中線上、第３胸椎棘突起下方の陥凹部。左右の肩甲棘内端を結ぶ線と脊柱との交点が第３胸椎幹突起である。気管支喘息、咳嗽を主治す（図77）。

　本神 (ほんじん) は、足の少陽胆経で、〔位置〕は、頭部、前髪際の後方５分、正中線の外方３寸。神庭と頭維を結ぶ曲線を３等分し、神庭から３分の２。頭痛、てんかんを主治す（図78）。

　少衝 (しょうしょう) は、手の少陰心経で、〔位置〕は、小指、末節骨橈側、爪甲角の近位外方１分（指寸）、爪甲橈側縁の垂線と爪甲基底部の水平線との交点。意識障害、発熱、精神疾患を主治す（図79）。

　曲池 (きょくち) は、手の陽明大腸経で、〔位置〕は、肘外側、尺沢と上腕骨外側上顆を結ぶ線上の中点。発熱、湿疹、痙攣性疾患、高血圧症を主治す（図79）。

〔訳〕ハンセン氏病は必ず身柱、本神を取り、発熱には少衝、曲池を用いる。

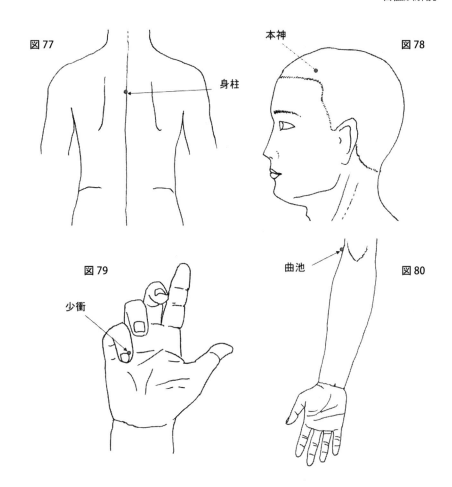

図77

図78
本神

身柱

図79

図80
曲池

少衝

30.〔原文〕歳熱時行、陶道復求肺兪理。風癇常発、神道還須心兪寧。

〔和訓〕歳熱時行は、陶道復た肺兪を求めて理む。風癇常に発し、神道を還り心兪を須く寧す。

〔注〕歳熱時行は、流行性熱病のこと。癇は、痙攣性疾患。風癇は、風邪（ふうじゃ）による痙攣性疾患のこと。

　陶道（とうどう）は、督脈で、〔位置〕は、上背部、後正中線上、第1胸椎棘突起下方の陥凹部。悪寒、発熱を主治す（図81）。

　肺兪（はいゆ）は、足の太陽膀胱経で、〔位置〕は、上背部、第3胸椎棘突起

下縁と同じ高さ、後正中線の外方
1.5寸。咳、気管支喘息、背部痛
を主治す（**図81**）。

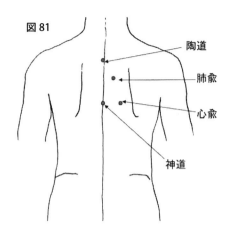

図81

陶道

肺兪

心兪

神道

　神道（しんどう）は、督脈で、〔位置〕
は、上背部、後正中線上、第5胸
椎棘突起下方の陥凹部。背部痛を
主治す（**図81**）。

　心兪（しんゆ）は、足の太陽膀胱経で、
〔位置〕は、上背部、第5胸椎棘突
起下縁と同じ高さ、後正中線の外
方1.5寸。動悸、胸痛、不眠を主治す（**図81**）。

〔訳〕流行性熱病には、陶道と肺兪を取る。痙攣性疾患では、神道と心兪を
取る。

31.〔原文〕湿寒湿熱下膠定、厥寒厥熱湧泉清。

〔和訓〕湿寒湿熱は下膠に定む。厥寒厥熱は湧泉を清す。

〔注〕厥は、足が冷え、のぼせる病気。

　下膠（げりょう）は、足の太陽膀胱経で、〔位置〕は、仙骨部、第4後仙骨孔。
腰兪と同じ高さ。腰痛、尿減少、便秘を主治す（**図82**）。

　湧泉（ゆうせん）は、足の少陰腎経で、〔位置〕は、足底、足指屈曲時、足底
の最陥凹部。第2・第3指の間のみずかきと踵とを結ぶ線上、みずかきから
3分の1の所。めまい、意識障害、熱中症を主治す（**図83**）。

〔訳〕湿寒や湿熱による病気は下膠を取る。厥寒、厥熱という冷えのぼせに
は、湧泉を取る。

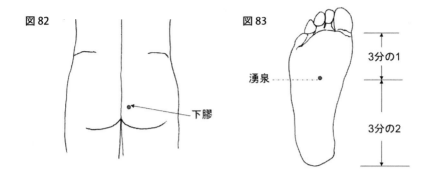

図82

図83

湧泉 ....

3分の1

3分の2

下膠

32. 〔原文〕寒慄悪寒、二間疏通陰郄暗。煩心嘔吐、幽門開徹玉堂明。

〔和訓〕寒慄悪寒は、二間、陰郄の暗を疏通す。煩心嘔吐は、幽門、玉堂の明を開徹す。

〔注〕寒慄は、寒さで振るえること。

二間（じかん）は、手の陽明大腸経で、〔位置〕は、示指、第2中手指節関節橈側の遠位陥凹部、赤白肉際。咽頭痛、顔面神経麻痺、発熱を主治す（図84）。

陰郄（いんげき）は、手の少陰心経で、〔位置〕は、前腕前内側、尺側手根屈筋腱の橈側縁、手関節掌側横紋の上方5分。胸痛、動悸、鼻出血を主治す（図85）。

幽門（ゆうもん）は、足の少陰腎経で、〔位置〕は、上腹部、臍中央の上方6寸、前正中線の外方5分。嘔吐、腹痛を主治す（図86）。

玉堂（ぎょくどう）は、任脈で、〔位置〕は、前胸部、前正中線上、第3肋間と同じ高さ。気管支喘息、胸痛、咳を主治す（図86）。

〔訳〕悪寒戦慄の時は、二間、陰郄を取る。煩心嘔吐には、幽門、玉堂を取る。

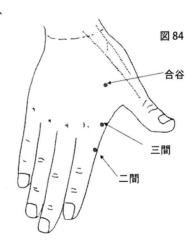

図84

合谷

三間

二間

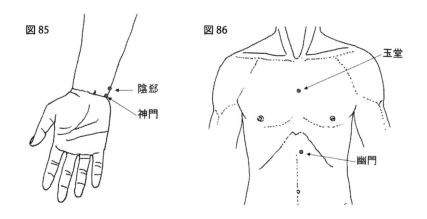

図85

陰郄

神門

図86

玉堂

幽門

33.〔原文〕行間、湧泉、主消渇之腎竭。陰陵、水分、去水腫之臍盈。

〔和訓〕行間湧泉は、消渇の腎竭を主る。陰陵、水分は、水腫の臍盈を去る。

〔注〕消渇は、糖尿病様疾患。竭は、つきる、枯れる、水がなくなる意味。盈は、みちる、いっぱいになる意味。

行間（こうかん）は、足の厥陰肝経で、〔位置〕は、足背、第1・第2指間、みずかきの近位、赤白肉際。頭痛、月経痛を主治す（図87）。

湧泉（ゆうせん）は、足の少陰腎経で、〔位置〕は、足底、足指屈曲時、足底の最陥凹部。第2・第3指の間のみずかきと踵とを結ぶ線上、みずかきから3分の1の所。めまい、意識障害、熱中症を主治す（図83）。

陰陵は、足の太陰脾経の陰陵泉（いんりょうせん）のことで、〔位置〕は、下腿内側（脛側）、脛骨内側顆下縁と脛骨内縁が接する陥凹部。脛骨内側縁を指頭で撫で上げたとき、指が止まる所。腹痛、浮腫、下痢を主治す（図88）。

水分（すいぶん）は、任脈で、〔位置〕は、上腹部、前正中線上、臍中央の上方1寸。腹痛、腹部膨満、むくみを主治す（図89）。

〔訳〕行間湧泉は、消渇病で、腎が竭きるのを主る。陰陵、水分は、臍が盛り上がる水腫を去る。

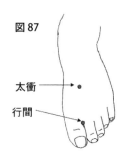

図87

太衝

行間

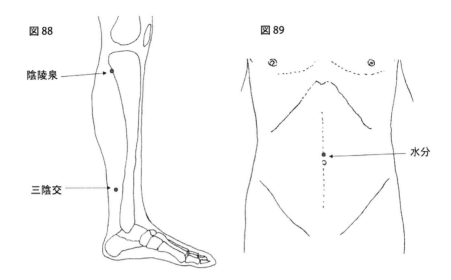

図 88　陰陵泉　三陰交　図 89　水分

34. 〔原文〕癆瘵傳尸趨魄戸、膏肓之路。中邪霍乱、尋陰谷、三里之程。

〔和訓〕癆瘵傳尸は、魄戸、膏肓の路を趨る。邪に中り霍乱は、陰谷、三里の程を尋ねる。

〔注〕癆瘵傳尸は、肺結核様疾患。尸は、屍、趨は、走る。程は、みち、道のりのこと。

　魄戸 (はっこ) は、足の太陽膀胱経で、〔位置〕は、上背部、第 3 胸椎棘突起下縁と同じ高さ、後正中線の外方 3 寸。肩背痛、気管支喘息を主治す (図 90)。

　膏肓 (こうこう) は、足の太陽膀胱経で、〔位置〕は、上背部、第 4 胸椎棘突起下縁と同じ高さ、後正中線の外方 3 寸。気管支喘息、虚証を主治す (図 90)。

　陰谷 (いんこく) は、足の少陰腎経で、〔位置〕は、膝後内側、半腱様筋腱の外縁、膝窩横紋上。月経不順、勃起不全、尿減少を主治す (図 91)。

　三里は、足の陽明胃経の足三里 (あしさんり) で、〔位置〕は、下腿前面、犢鼻と解渓を結ぶ線上、犢鼻の下方 3 寸。胃痛、片麻痺、便秘、下痢を主治す (図 92)。

〔訳〕肺結核様疾患では、魄戸、膏肓を取る。霍乱では、陰谷、足三里を取る。

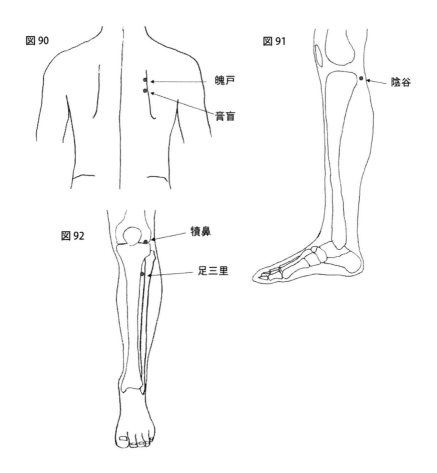

図90　魄戸　膏盲

図91　陰谷

図92　犢鼻　足三里

35.〔原文〕治疸消黄、諧後渓、労宮而看。倦言嗜臥、往通里、大鐘而明。
〔和訓〕疸を治し黄を消すは、後渓、労宮を諧えて看る。倦言嗜臥は、通里、
大鐘を往きて明らかとなる。

〔注〕諧は、かなう、調和する、調える。倦は、疲れる、くたびれる。往は、
ゆく、すすむ意味。

　後渓（こうけい）は、手の太陽小腸経で、〔位置〕は、手背、第5中手指節関
節尺側の近位陥凹部、赤白肉際。拳を軽く握り、手掌の横紋の尺側端。頭痛、
めまい、発熱を主治す（図93）。

　労宮（ろうきゅう）は、手の厥陰心包経で、〔位置〕は、手掌、第2・第3中手

骨間、中手指節関節の近位陥凹部。手掌で第2・第3中手骨間、手を握ったとき、手掌面に触れる示指頭と中指頭との間に取る。脳卒中の意識障害、てんかんを主治す（**図94**）。

　通里 (つうり) は、手の少陰心経で、〔位置〕は、前腕前内側、尺側手根屈筋腱の橈側縁、手関節掌側横紋の上方1寸。胸痛、動悸、寝汗を主治す（**図94**）。

　大鐘 (だいしょう) は、足の少陰腎経で、〔位置〕は、足内側、内果後下方、腫骨上方、アキレス腱付着部内側前方の陥凹部。腰痛、咽頭痛を主治す（**図95**）。
〔訳〕黄疸の治療には、後渓、労宮を取る。疲労して横になるのを好むものは、通里、大鐘を取る。

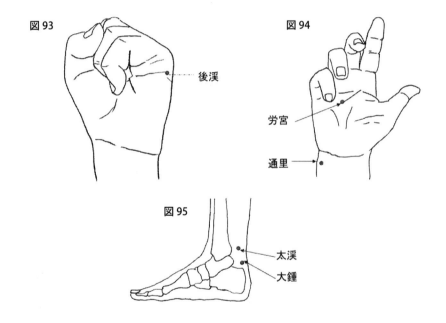

36.〔原文〕咳嗽連聲、肺兪須迎天突穴。小便赤澀、兌端独瀉太陽経。
〔和訓〕咳嗽連聲、肺兪は須く天突穴を迎す。小便赤澀は、兌端、独り太陽経を瀉す。
〔注〕咳嗽連聲は、咳がつながること。小便赤澀は、尿が渋り気持ちよくでないこと。

　肺兪 (はいゆ) は、足の太陽膀胱経で、〔位置〕は、上背部、第 3 胸椎棘突起下縁と同じ高さ、後正中線の外方 1.5 寸。咳、気管支喘息、背部痛を主治す (図 96)。

　天突 (てんとつ) は、任脈で、〔位置〕は、前頸部、前正中線上、頸窩の中央。咳、気管支喘息を主治す (図 97)。

　兌端 (だたん) は、督脈で、〔位置〕は、顔面部、上唇結節の中点。意識障害、顔面神経麻痺を主治す (図 98)。

〔訳〕咳嗽が続く時は、肺兪と天突を取る。尿が渋り気持ちよくでない時は、兌端を取る。

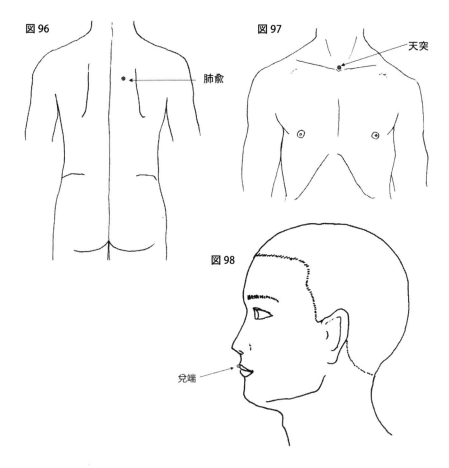

図 96　肺兪

図 97　天突

図 98　兌端

37.〔原文〕刺長強於承山、善主腸風新下血、針三陰於気海、專司白濁久遺精。
〔和訓〕長強、承山を刺す、善く腸風新下血を主る。三陰、気海に針して、専ら白濁久しく遺精を司る。
〔注〕腸風新下血は、潰瘍性大腸炎様疾患による下血。遺精は、精液を漏らすこと。

　長強 (ちょうきょう) は、督脈で、〔位置〕は、会陰部、尾骨の下方、尾骨端と肛門の中央。伏臥位か膝胸位で、尾骨下端と肛門との間に取る。脱肛、痔疾患を主治す (図99)。

　承山 (しょうざん) は、足の太陽膀胱経で、〔位置〕は、下腿後面、腓腹筋筋腹とアキレス腱の移行部。腰痛、腓腹筋痙攣、痔疾患を主治す (図100)。

　三陰は、足の太陰脾経の三陰交 (さんいんこう) で、〔位置〕は、下腿内側 (脛側)、脛骨内縁の後際、内果尖の上方3寸。月経不順、勃起不全、下痢、腹痛を主治す (図101)。

　気海 (きかい) は、任脈で、〔位置〕は、下腹部、前正中線上、臍中央の下方1寸5分。下痢、虚証を主治す (図102)。

〔訳〕長強、承山を針して、腸風新下血を治療する。三陰、気海に針して、失精を治療する。

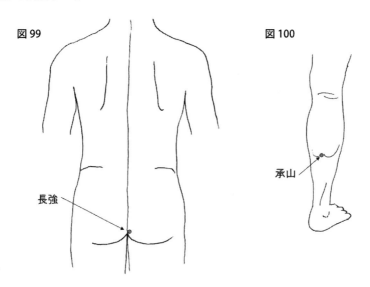

図99　　　　　図100

長強

承山

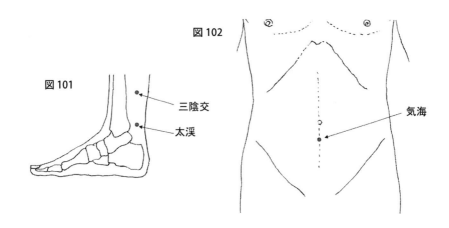

図 102

図 101

三陰交

太渓

気海

38.〔原文〕且如肓兪、横骨、瀉五淋之久積。陰郄、後渓、治盗汗之多出。

〔和訓〕且つ肓兪、横骨の如き、五淋の久積を瀉す。陰郄、後渓は盗汗の多く出づるを治す。

〔注〕五淋は、五種の淋証で、石淋、気淋、膏淋、労淋、熱淋である。

　肓兪 (こうゆ) は、足の少陰腎経で、〔位置〕は、上腹部、臍中央の外方 5 分。便秘、腹部膨満を主治 (図 103)。

　横骨 (おうこつ) は、足の少陰腎経で、〔位置〕は、下腹部、臍中央の下方 5 寸、前正中線の外方 5 分。勃起不全、腹痛、便秘を主治す (図 103)。

　陰郄 (いんげき) は、手の少陰心経で、〔位置〕は、前腕前内側、尺側手根屈筋腱の橈側縁、手関節掌側横紋の上方 5 分。胸痛、動悸、鼻出血を主治す (図 104)。

　後渓 (こうけい) は、手の太陽小腸経で、〔位置〕は、手背、第 5 中手指節関節尺側の近位陥凹部、赤白肉際。拳を軽く握り、手掌の横紋の尺側端。頭痛、めまい、発熱を主治す (図 104)。

〔訳〕肓兪、横骨を取り、五淋の久積を瀉す。陰郄、後渓は盗汗の多い場合を治す。

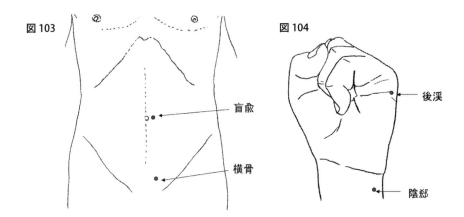

図 103

盲兪
横骨

図 104

後渓
陰郄

39.〔原文〕脾虚穀以不消、脾兪、膀胱兪覓。胃冷食而難化、魂門、胃兪堪責。
〔和訓〕脾虚穀は以て消せざるは、脾兪、膀胱兪を覓む。胃冷えて食化し難
し。魂門、胃兪責堪たり。
〔注〕覓は、求める意味。

　脾兪（ひゆ）は、足の太陽膀胱経で、〔位置〕は、上背部、第 11 胸椎棘突起
下縁と同じ高さ、後正中線の外方 1.5 寸。腹痛、腹部膨満、嘔吐を主治す（図
105）。

　膀胱兪（ぼうこうゆ）は、足の太陽膀
胱経で、〔位置〕は、仙骨部、第 2
後仙骨孔と同じ高さ、正中仙骨稜の
外方 1.5 寸。次髎と同じ高さ。膀
胱炎、尿閉を主治す（図 105）。

　魂門（こんもん）は、足の太陽膀胱経
で、〔位置〕は、上背部、第 9 胸椎
棘突起下縁と同じ高さ、後正中線の
外方 3 寸。悪心、胸が張るを主治
す（図 105）。

　胃兪（いゆ）は、足の太陽膀胱経で、
〔位置〕は、上背部、第 12 胸椎棘

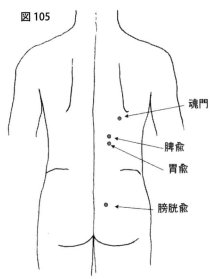

図 105

魂門
脾兪
胃兪
膀胱兪

突起下縁と同じ高さ、後正中線の外方 1.5 寸。胃痛、嘔吐を主治す (図
105)。
〔訳〕脾虚で穀物を消化できないのは、脾兪、膀胱兪を取る。胃が冷えて消
化できないのは魂門、胃兪を取る。

40.〔原文〕鼻痔必取齦交、瘻気須求浮白。大敦、照海、患寒疝而善蠣。
〔和訓〕鼻痔は必ず齦交を取る。瘻気は須く浮白を求む。大敦、照海は、寒
疝を患いて善く蠣う。
〔注〕鼻痔は、鼻ポリープ。瘻気は、甲状腺腫瘤。

　齦交 (ぎんこう) は、督脈で、〔位置〕は、顔面部、上歯齦、上唇小帯の接合部。
上唇を上げ、上唇小帯と歯齦との移行部。顔面神経麻痺、口臭を主治す (図
106)。
　浮白 (ふはく) は、足の少陽胆経で、〔位置〕は、頭部、乳様突起の後上方、
天衝と完骨を結ぶ (耳の輪郭に沿った) 曲線上、天衝から 3 分の 1。頭痛、耳
鳴りを主治す (図107)。
　大敦 (だいとん) は、足の厥陰肝経で、〔位置〕は、足の第 1 指、末節骨外側、
爪甲角の近位外側 0.1 寸 (指寸)、爪甲外側の垂直線と爪甲基底部の水平線と
の交点。性器出血、無月経を主治す (図108)。

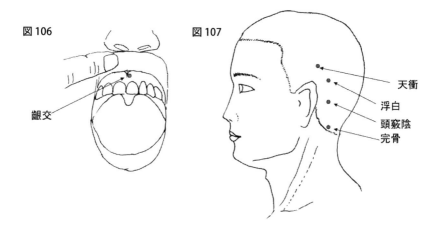

図 106　齦交

図 107　天衝　浮白　頭竅陰　完骨

　照海 (しょうかい) は、足の少陰腎経で、〔位置〕は、足内側、内果尖の下方1寸、内果下方の陥凹部。咽頭痛、便秘、精神疾患を主治す (図109)。

〔訳〕鼻ポリープは必ず齦交を取り、甲状腺腫瘤には浮白を取る。寒疝には、大敦、照海で治療する。

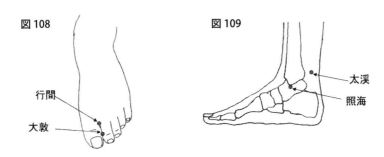

図108　行間　大敦

図109　太渓　照海

41.〔原文〕五里、臂臑、生癧瘡而能治。至陰、屋翳、療癢疾之疼多。

〔和訓〕五里、臂臑、癧瘡を生じて能く治す。至陰、屋翳、癢疾の疼多きを療す。

〔注〕癧瘡は、癧瘡風ともいい、紫白色をして頚項胸脇にでき、点々とつらなる病気。癢疾は、湿疹様疾患のこと。

　五里は、手の陽明大腸経の手五里 (てごり) のことで、〔位置〕は、上腕外側、曲池と肩髃を結ぶ線上、肘窩横紋の上方3寸。咳、上肢痛を主治す (図110)。

　臂臑 (ひじゅ) は、手の陽明大腸経で、〔位置〕は、上腕外側、三角筋前縁、曲池の上方7寸。上腕痛、肩関節周囲炎を主治す (図110)。

　至陰 (しいん) は、足の太陽膀胱経で、〔位置〕は、足の第5指、末節骨外側、爪甲角の近位外方1分 (指寸)、爪甲外側縁の垂線と爪甲基底部の水平線の交点。逆子、難産を主治す (図111)。

　屋翳 (おくえい) は、足の陽明胃経で、〔位置〕は、前胸部、第2肋間、前正中線の外方4寸。咳、胸痛、乳腺炎を主治す (図112)。

〔訳〕癧瘡には五里、臂臑を取る。湿疹様疾患で疼み多い時は、至陰、屋翳を取る。

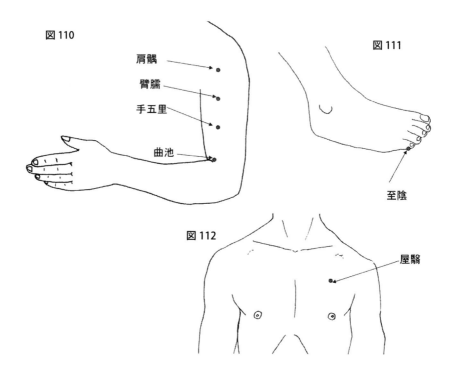

図110

肩髃

臂臑

手五里

曲池

図111

至陰

図112

屋翳

42.〔原文〕肩髃、陽渓消癧風之熱極。抑又論婦人経事改常、自有地機、血
海。
〔和訓〕肩髃、陽渓は癧風の熱極を消す。そもそもまた抑又、婦人経事改め常を論ず。自
ら地機、血海有り。
〔注〕癧風は、蕁麻疹のこと。抑は、そもそもという意味の接続詞。改は、
あらためる、あたらしくすること。

　肩髃（けんぐう）は、手の陽明大腸経で、〔位置〕は、肩周囲部、肩峰外縁の
前端と上腕骨大結節の間の陥凹部。上腕を水平に挙上したとき、肩峰の前に
現れる陥凹部。感冒、湿疹、片麻痺を主治す（図110）。

　陽渓（ようけい）は、手の陽明大腸経で、〔位置〕は、手関節後外側、手関節
背側横紋橈側、橈骨茎状突起の遠位、タバコ窩の陥凹部。母指を十分に外転
させたときにできる長母指伸筋腱と短母指伸筋腱との間の陥凹部。感冒、痙
攣性疾患、歯痛、結膜炎を主治す（図113）。

　地機 (ちき) は、足の太陰脾経は、〔位置〕は、下腿内側 (脛側)、脛骨内縁の後際、陰陵泉の下方３寸。腹痛、腹部膨満、月経不順を主治す (図114)。

　血海 (けっかい) は、足の太陰脾経で、〔位置〕は、大腿前内側、内側広筋隆起部、膝蓋骨底内端の上方２寸。月経不順、性器出血、変形性膝関節症、湿疹を主治す (図115)。

〔訳〕蕁麻疹は、肩髃、陽渓を取る。婦人の月経異常は、地機、血海を取る。

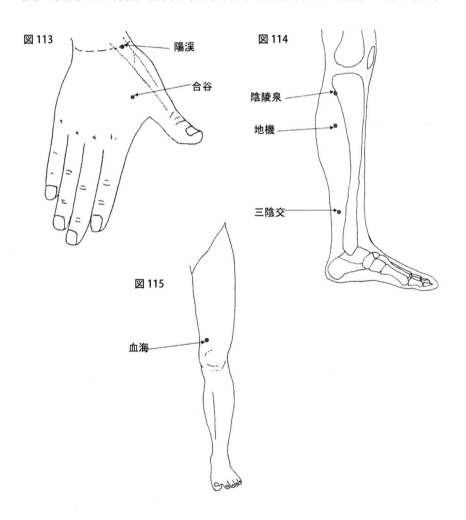

図113　陽渓　合谷

図114　陰陵泉　地機　三陰交

図115　血海

43.〔原文〕女子少気漏血、不無交信、合陽。

〔和訓〕女子、少気漏血は、交信、合陽に無ければあらず。

〔注〕少気は、息切れのこと。漏血は、性器出血のこと。

交信（こうしん）は、足の少陰腎経で、〔位置〕は、下腿内側、脛骨内縁の後方の陥凹部、内果尖の上方2寸。月経不順、尿路感染症、便秘を主治す（図116）。

合陽（ごうよう）は、足の太陽膀胱経で、〔位置〕は、下腿後面、腓腹筋外側頭と内側頭の間、膝窩横紋の下方2寸。下肢神経障害、帯下を主治す（図117）。

〔訳〕女子、息切れ、性器出血には、交信、合陽でなければ治療できない。

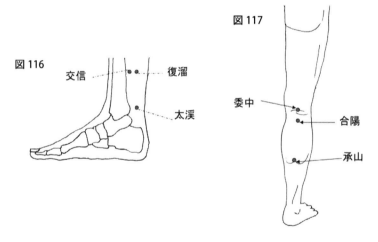

図117

図116

交信　復溜

太渓

委中

合陽

承山

44.〔原文〕帯下産崩、衝門、気衝宜審。月潮違限、天枢、水泉細詳。

〔和訓〕帯下産崩は、衝門、気衝宜しく審にす。月潮違限は、天枢、水泉を細詳にす。

〔注〕審は、つまびらかにすること。違は、ちがう、去る、遠ざかるの意味。限は、かぎる、くぎる、へだてる。

衝門（しょうもん）は、足の太陰脾経で、〔位置〕は、鼠径部、鼠径溝、大腿動脈拍動部の外方。腹痛、妊娠悪阻、尿減少を主治す（図118）。

気衝（きしょう）は、足の陽明胃経で、〔位置〕は、鼠径部、恥骨結合上縁と

同じ高さで、前正中線の外方2寸、大腿動脈拍動部。月経不順、勃起不全、不妊症を主治す（**図118**）。

　天枢（てんすう）は、足の陽明胃経で、〔位置〕上腹部、臍中央の外方2寸。下痢、腹痛、便秘を主治す（**図118**）。

　水泉（すいせん）は、足の少陰腎経で、〔位置〕は、足内側、太渓の下方1寸、踵骨隆起前方の陥凹部。尿減少を主治す（**図119**）。

〔訳〕帯下、子宮出血には衝門、気衝を取る。月経が遅れるのは、天枢、水泉を取る。

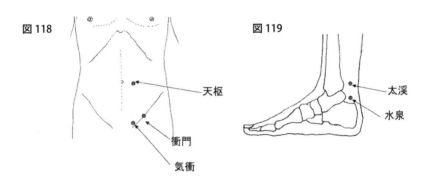

図118　　　　　図119

天枢
衝門
気衝

太渓
水泉

45.〔原文〕肩井乳癰而極効、商丘痔瘤而最良。

〔和訓〕肩井は乳癰に極めて効あり。商丘は痔瘤に最も良し。

〔注〕乳癰は、化膿性乳腺炎。痔瘤は、痔核。

　肩井（けんせい）は、足の少陽胆経で、〔位置〕は、後頚部、第7頚椎棘突起と肩峰外縁を結ぶ線上の中点。肩背痛、乳腺炎を主治す（**図120**）。

　商丘（しょうきゅう）は、足の太陰脾経で、〔位置〕は、足内側、内果の前下方、舟状骨粗面と内果尖の中央陥凹部。内果前縁を通る垂線と内果下縁を通る水平線との交点。下痢、嘔吐、舌痛を主治す（**図121**）。

〔訳〕肩井は化膿性乳腺炎に極めて効果があり、商丘は痔核に最も良い。

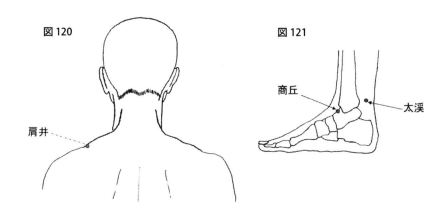

図 120

肩井

図 121

商丘

太渓

46.〔原文〕脱肛趨百会、尾翳之所、無子搜陰交、石関之郷。

〔和訓〕脱肛は百会鳩尾に趨る。無子は陰交、石関を捜す。

〔注〕趨は、走る、おもむく。尾翳は、鳩尾のこと。捜は、さがすこと。郷は、ところ。

　百会 (ひゃくえ) は、督脈で、〔位置〕は、頭部、前正中線上、前髪際の後方5寸。両耳介を前に折り、その先端を結ぶ線の中点に取る。めまい、頭痛、脱肛、脳血管障害を主治す (**図 122**)。

　鳩尾 (きゅうび) は、任脈で、〔位置〕は、上腹部、前正中線上、胸骨体下端の下方1寸。胃痛、嘔吐を主治す (**図 123**)。

　陰交 (いんこう) は、任脈で、〔位置〕は、下腹部、前正中線上、臍中央の下

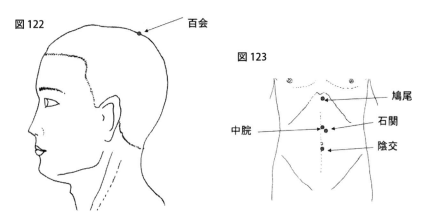

図 122

百会

図 123

鳩尾

石関

中脘

陰交

方1寸。下痢、尿閉、子宮出血を主治す（図123）。

　石関 (せきかん) は、足の少陰腎経で、〔位置〕は、上腹部、臍中央の上方3寸、前正中線の外方5分。帯下、無月経を主治す（図123）。

〔訳〕脱肛は百会、鳩尾を取る。不妊症は、陰交、石関を取る。

47.〔原文〕中脘主乎積痢、外丘収乎大腸。

〔和訓〕中脘は、積痢を主る。外丘は、大腸を収む。

〔注〕積痢は、下痢。収は、おさめる、おさむ。

　中脘 (ちゅうかん) は、任脈で、〔位置〕は、上腹部、前正中線上、臍中央の上方4寸。腹痛、腹部膨満、嘔吐を主治す（図123）。

　外丘 (がいきゅう) は、足の少陽胆経で、〔位置〕は、下腿外側、腓骨の前方、外果尖の上方7寸。下肢疼痛、頚部痛を主治す（図124）。

〔訳〕中脘は、下痢を主る。外丘は、大腸を収める。

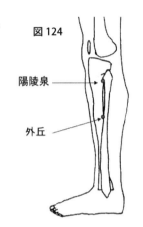

図124

陽陵泉

外丘

48.〔原文〕寒瘧兮商陽、太渓験、玄癖兮衝門、血海強。

〔和訓〕寒瘧は商陽、太渓に験あり。玄癖は衝門、血海に強し。

〔注〕寒瘧は、マラリア様疾患。験は、効能のこと。玄癖は、臍や側腹部の腫瘤。

　商陽 (しょうよう) は、手の陽明大腸経で、〔位置〕で、示指、末節骨橈側、爪甲角の近位外方1分 (指寸)、爪甲橈側縁の垂線と爪甲基底部の水平線の交点。意識障害、熱中症、脳卒中、歯痛を主治す（図125）。

　太渓 (たいけい) は、足の少陰腎経で、〔位置〕は、足関節後内側、内果尖とアキレス腱の間の陥凹部。気管支喘息、月経不順、下痢を主治す（図126）。

　衝門 (しょうもん) は、足の太陰脾経で、〔位置〕は、鼡径部、鼡径溝、大腿動脈拍動部の外方。腹痛、妊娠悪阻、尿減少を主治す（図127）。

　血海 (けっかい) は、足の太陰脾経で、〔位置〕大腿前内側、内側広筋隆起部、膝蓋骨底内端の上方2寸。月経不順、性器出血、変形性膝関節症、湿疹を主

治す（**図 115** p.103 参照）。

〔訳〕寒瘧には商陽、太渓を取る。腹部腫瘤の玄癖には衝門、血海を取る。

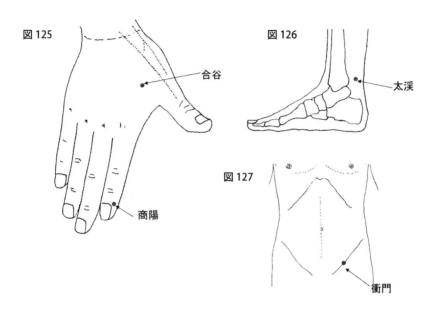

図 125 合谷 商陽

図 126 太渓

図 127 衝門

49.〔原文〕夫医乃人之司命、非志士而莫為。針乃理之淵微、須至人之指教。先究其病源、後攻其穴道、隨手見功、応針取效。方知玄理之玄、始達妙中之妙。此篇不盡、略挙其要。

〔和訓〕夫れ医は、乃ち人の命を司るなり。志士に非れば、為す莫れ。針の理の淵は微であり、須く至人の指に教う。先ず其の病源を究め、後に其の穴道を攻む、手に隨い功を見れ、針に応じ效く。方に玄理の玄を知る。始めて妙中の妙に達す。此篇は盡さざるも、略其の要を挙げる。

〔訳〕夫れ医術は、人の命を主るものである。志のある者でなければ、行ってはいけない。針の理論は微妙なものであり、人の指で教えるものである。先ず病気の源を究め、後に穴を治療する。適切な手技によって効果が現れる。針の原理原則を知り、始めて針術の妙に達することができる。この篇では、すべて尽くすことはできないが、その要点は述べている。

〈文献〉

(1) 高武著『針灸聚英発揮 1』鍼灸医学典籍大系 , 第 11 巻、

　　　　　　　　　　　　　　　　　　　　出版科学総合研究所 1978 年

(2) 高武著『針灸聚英発揮 2』鍼灸医学典籍大系 , 第 12 巻、

　　　　　　　　　　　　　　　　　　　　出版科学総合研究所 1978 年

(3) 高武著『針灸聚英』上海科学技術出版社 1991 年

(4) 高武著『針灸聚英』中医古籍出版社 1999 年

(5) 趙洛匀著『百症賦精解』上海中医薬大学出版社 1995 年

(6) 李磊著『針灸歌賦選読』上海中医薬大学出版社 1996 年

(7) 楊甲三主編『針灸腧穴学』上海科学技術出版社 1989 年

(8) 森由雄著『入門針灸学』源草社 2020 年

(9) 今村隆著『中国針灸秘訣集』たにぐち書店 2009 年

(10) 王桂玲主編『針灸経典歌賦』北京科学技術出版社 2011 年

第5章
『医宗金鑑』主病針灸要穴歌 解説

■『医宗金鑑』主病針灸要穴歌について

『医宗金鑑』(編集 呉謙等) は、清代に作られた中国伝統医学の教科書である。『医宗金鑑』の中の一つの章である「刺灸心法要訣」は、針灸医学の標準的な教科書で、極めて有用であり、現代中国の針灸医学に、大きな影響を及ぼしている。その内容は、七言形式の漢詩と同一内容の〔注〕〔図〕という順に記載されている。本稿では、「刺灸心法要訣」の中で最も重要な「主病針灸要穴歌」の〔注〕を読んでいくことにする。原文を解説し、便宜上番号を付し、〔要約〕〔注釈〕〔解〕を記し、原書の〔図〕は簡略すぎるので、別に図を作製して付した。通常の教科書『腧穴学』(たにぐち書店) には、経絡上の穴 361 穴と、経外奇 67 穴が記載されているが、「刺灸心法要訣」主病針灸要穴歌には、精選された重要な 138 穴が記載されている。

【要約】

頭部主病針灸要穴歌

1. 百会（ひゃくえ）
2. 神庭（しんてい）
3. 脳空（のうくう）
4. 翳風（えいふう）
5. 上星（じょうせい）
   通天（つうてん）
6. 瘂門（あもん）
   風府（ふうふ）
7. 頭維（ずい）
8. 率谷（そっこく）
9. 風池（ふうち）
10. 頬車（きょうしゃ）
11. 臨泣（りんきゅう）
    頭臨泣（あたまりんきゅう）
12. 水溝（すいこう）

13. 承漿（しょうしょう）
14. 迎香（げいこう）
15. 地倉（ちそう）
16. 聴会（ちょうえ）
17. 聴宮（ちょうきゅう）
18. 睛明（せいめい）

胸腹部主病針灸要穴歌

19. 膻中（だんちゅう）
20. 巨闕（こけつ）
21. 上脘（じょうかん）
22. 中脘（ちゅうかん）
23. 水分（すいぶん）
24. 神闕（しんけつ）
25. 気海（きかい）
26. 関元（かんげん）

27. 中極（ちゅうきょく）

28. 乳根（にゅうこん）

29. 日月（じつげつ）

30. 大赫（だいかく）

31. 天枢（てんすう）

32. 章門（しょうもん）

33. 期門（きもん）

34. 帯脈（たいみゃく）

背部主病針灸要穴歌

35. 腰兪（ようゆ）

36. 至陽（しよう）

37. 命門（めいもん）

38. 膏肓（こうこう）

39. 大杼（だいじょ）

40. 神道（しんどう）

41. 風門（ふうもん）

42. 肺兪（はいゆ）

43. 膈兪（かくゆ）

44. 肝兪（かんゆ）

45. 胆兪（たんゆ）

46. 脾兪（ひゆ）

47. 三焦兪（さんしょうゆ）

48. 胃兪（いゆ）

49. 腎兪（じんゆ）

50. 大腸兪（だいちょうゆ）

51. 膀胱兪（ぼうこうゆ）

52. 譩譆（いき）

53. 意舎（いしゃ）

54. 身柱（しんちゅう）

55. 長強（ちょうきょう）

56. 百労（ひゃくろう）

手部主病針灸要穴歌

57. 尺沢（しゃくたく）

58. 列欠（れっけつ）

59. 経渠（けいきょ）

60. 太淵（たいえん）

61. 魚際（ぎょさい）

62. 少衝（しょうしょう）

63. 少商（しょうしょう）

64. 少海（しょうかい）

65. 霊道（れいどう）

66. 通里（つうり）

67. 神門（しんもん）

68. 少府（しょうふ）

69. 曲沢（きょくたく）

70. 間使（かんし）

71. 内関（ないかん）

72. 労宮（ろうきゅう）

73. 中衝（ちゅうしょう）

74. 手三里（てさんり）

　　三間（さんかん）

　　二間（じかん）

75. 合谷（ごうこく）

76. 陽渓（ようけい）

77. 曲池（きょくち）

78. 肩井（けんせい）

79. 肩髃（けんぐう）

80. 少沢（しょうたく）

81. 大陵（だいりょう）

82. 前谷（ぜんこく）

83. 小海（しょうかい）
84. 腕骨（わんこつ）
85. 後渓（こうけい）
86. 陽谷（ようこく）
87. 支正（しせい）
88. 液門（えきもん）
89. 中渚（ちゅうしょ）
90. 陽池（ようち）
91. 外関（がいかん）
92. 支溝（しこう）
93. 天井（てんせい）
94. 角孫（かくそん）
95. 耳門（じもん）
96. 糸竹空（しちくくう）

足部主病針灸要穴歌

97. 隠白（いんぱく）
98. 築賓（ちくひん）
99. 照海（しょうかい）
100. 大都（だいと）
101. 太白（たいはく）
102. 商丘（しょうきゅう）
103. 公孫（こうそん）
104. 三陰交（さんいんこう）
105. 血海（けっかい）
106. 陰陵泉（いんりょうせん）
107. 湧泉（ゆうせん）
108. 然谷（ねんこく）
109. 太渓（たいけい）

110. 陰谷（いんこく）
111. 復溜（ふくりゅう）
112. 大敦（だいとん）
113. 行間（こうかん）
114. 太衝（たいしょう）
115. 中封（ちゅうほう）
116. 曲泉（きょくせん）
117. 伏兎（ふくと）
118. 陰市（いんし）
119. 足三里（あしさんり）
120. 解渓（かいけい）
121. 陥谷（かんこく）
122. 内庭（ないてい）
123. 厲兌（れいだ）
124. 飛揚（ひよう）
125. 金門（きんもん）
126. 崑崙（こんろん）
127. 申脈（しんみゃく）
128. 環跳（かんちょう）
129. 委中（いちゅう）
130. 陽陵泉（ようりょうせん）
131. 承山（しょうざん）
132. 陽輔（ようほ）
133. 風市（ふうし）
134. 懸鐘（けんしょう）
135. 丘墟（きゅうきょ）
136. 足臨泣（あしりんきゅう）
137. 侠渓（きょうけい）
138. 足竅陰（あしきょういん）

頭部主病針灸要穴歌

1. 〔原文〕百会穴は、陽気の上升を提補する。大人の中風、痰火による癲癇、小児の急慢驚風、大腸下気による脱肛等の証を主治する。二分針す。灸すること五壮。
〔注釈〕提は持ち上げる、補は補うこと。小児急慢驚風は、小児の急性、慢性の痙攣性疾患。大腸下気脱肛は、大腸の気が下がることによって生ずる脱肛のこと。一尺（33.12cm）は100分であり、針二分は針を0.662cm刺すという意味である（清代の一分は0.331cmである）。
〔解〕百会（ひゃくえ）は、督脈に属し、部位は、頭部、前正中線上、前髪際の後方5寸。左右の耳介を前に折り、その上角を結ぶ線の中点に取る（図1）。

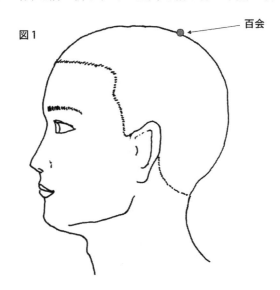

図1　百会

2. 〔原文〕神庭穴は、風癇、羊癲を主治する。灸すること三壮、針刺すを禁ず。
〔注釈〕風癇、羊癲は、てんかんのこと。
〔解〕神庭（しんてい）は、督脈に属し、部位は、頭部、前正中線上、前髪際の後方0.5寸。前髪際がはっきりしない場合は、眉間の中央の上方3.5寸に取る（図2）。

図 2

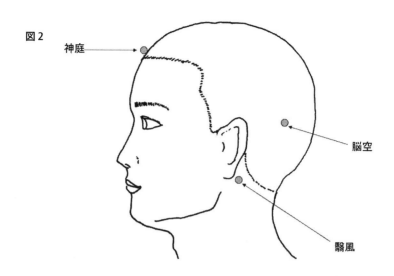

神庭

脳空

翳風

3.〔原文〕脳空穴は、偏正頭疼、目眩を主治する。四分刺し、灸すること五壮。

〔注釈〕偏正頭疼は、頭痛のこと。

〔解〕脳空 (のうくう) は、足の少陽胆経に属し、部位は、頭部、外後頭隆起上縁と同じ高さ、風池の直上。脳戸、玉枕と同じ高さ (図2)。

4.〔原文〕翳風穴は、耳聾及び瘰癧を主治する。『針経』云う、先ず将に銅銭約二十文を患者をして之を咬せしめ、尋ねて中を取穴する。三分針す。灸を禁ず。

〔注釈〕瘰癧 (るいれき) は、頚部リンパ節結核のこと。針経は、霊枢のこと。

〔解〕翳風 (えいふう) は、手の少陽三焦経に属し、部位は、前頭部、耳垂後方、乳様突起下端前方の陥凹部 (図2)。

5.〔原文〕上星、通天の二穴は、主治鼻淵、鼻塞、瘜肉、鼻痔を主治する。左鼻は右を灸す。右鼻は左を灸す。左右鼻、倶に病む者は、左右倶に灸す。灸の后、鼻中、当に一塊を去るべし。形、朽ちた骨状の如し。其の病、自ら愈ゆ。頭風、目疾等証を兼治するなり。上星穴は三分を刺し、六呼を留む。

灸すること五壮に宜し。一云う三稜針にて出血するに宜し、以て諸陽の熱気を瀉す。通天穴は、三分を刺し、七呼を留む。灸すること三壮に宜し。其の壮は小麦大の如し。始め相宜なり。

〔注釈〕癋は、こぶ、いぼのこと。六呼を留むとは、6回の呼吸の間、針を留置しておくこと。

〔解〕上星 (じょうせい) は、督脈に属し、部位は、頭部、前正中線上、前髪際の後方1寸。通天 (つうてん) は、足の太陽膀胱経に属し、部位は、頭部、前髪際の上方4寸、前正中線の外方1.5寸、承光と絡却の中央 (図3)。

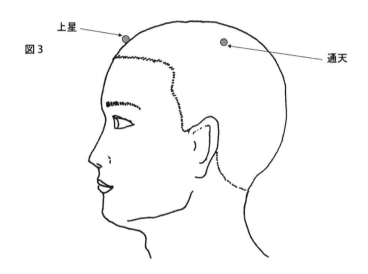

上星

図3

通天

6. 〔原文〕癋門、風府の二穴は、中風舌緩、暴暗不語、傷風傷寒、頭痛項急、回顧を得ず及び抽搐等の病を主治する。癋門穴針二分、深く入るべからず。灸を禁ず。風府穴は三分針す、三呼を留む。灸を禁ず。

〔注釈〕暴暗不語は、急に言葉を発することができなくなること。回顧を得ずとは、頭を回すことができないこと。抽搐は、痙攣のこと。

〔解〕癋門 (あもん) は、督脈に属し、部位は、後頭部、後正中線上、第2頚椎棘突起上方の陥凹部 (風府の下方0.5寸)。風府 (ふうふ) は、督脈に属し、部位は、後頚部、前正中線上、外後頭隆起の直下、左右の僧帽筋間の陥凹部 (図4)。

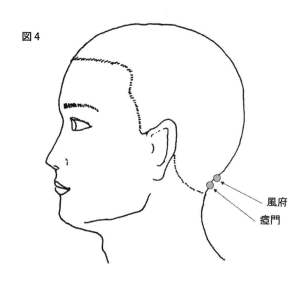

図4

風府
瘂門

7.〔原文〕頭維、攢竹二穴は、頭風破れるが如く疼痛し、目脱の如く痛み、涙出で明かざるを主治す。頭維穴皮に隨って、三分針す、灸を禁ず。攢竹穴、一分刺し、六呼を留む。灸を禁ず。皮に隨って、針入れば即眠る、針は皮に隨って刺し去るなり。

〔解〕頭維 (ずい) は、足の陽明胃経に属し、部位は、頭部、額角の直上0.5寸、前正中線の外方4.5寸。攢竹 (さんちく) は、足の太陽膀胱経に属し、部位は、頭部、眉毛内端の陥凹部である (図5)。

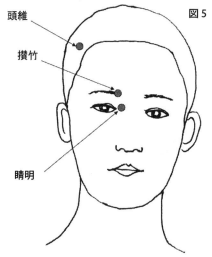

頭維
攢竹
晴明
図5

『医宗金鑑』主病針灸要穴歌解説 — 頭部主病針灸要穴歌

8.〔原文〕率谷穴は、酒に傷れ嘔吐、痰眩を主治す。三分刺す。灸三壮。

〔解〕率谷 (そっこく) は、足の少陽胆経に属し、部位は、頭部、耳尖の直上、髪際の上方 1.5 寸。角孫の上方 1.5 寸に取る (図6)。

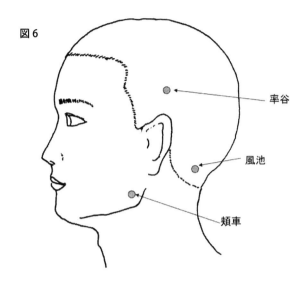

図6

率谷

風池

頬車

9.〔原文〕風池穴は、肺が風寒を受け及び偏正頭風を治す。四分刺す。灸三壮、七壮。炷小が宜し。

〔解〕風池 (ふうち) は、足の少陽胆経に属し、部位は、前頚部、後頭骨の下方、胸鎖乳突筋と僧帽筋の起始部の間、陥凹部。風府の外方で胸鎖乳突筋と僧帽筋の起始部の間の陥凹部に取る (図6)。

10.〔原文〕頬車穴は、落頬風を治す。落頬風は、下頦が脱落するなり。三分刺し。灸三壮。炷は小麦の如し。

〔注釈〕下頦は、下顎、ほほのこと。

〔解〕頬車 (きょうしゃ) は、足の陽明胃経に属し、部位は、顔面部、下顎角の前上方 1 横指 (中指)。下顎角の前上方で歯を噛みしめると咬筋が緊張し、力を抜くと陥凹するところに取る (図6)。

119

11.〔原文〕臨泣穴は、鼻塞目眩、生翳、眵瞳、眼目諸疾、及び驚癇反視、卒暴痰厥、瘧疾晩発等病を主治す。三分刺し、七呼留む。灸を禁ず。

〔注釈〕生翳は、眼がかすむ病気。眵は、眼やにのこと。瞳は、爛れ眼、結膜炎のこと。驚癇反視は、痙攣して眼が上転すること。卒暴痰厥は、痰飲による厥冷。瘧疾晩発は、夕方発症するマラリアのこと。

〔解〕頭臨泣 (あたまりんきゅう) は、足の少陽胆経に属す。頭臨泣の部位は、頭部、前正中線上、前髪際の上 0.5 寸、瞳孔の直上。神庭と頭維とを結ぶ線の中点の取る (図7)。

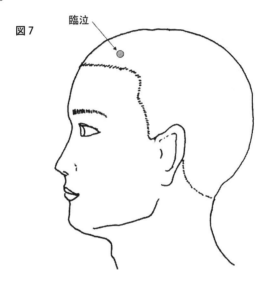

図7

臨泣

12.〔原文〕水溝穴は、中風口噤、牙関不開、卒中悪邪鬼撃、不省人事、癲癇卒倒、口眼歪邪、風水面腫、及び小兒急慢驚風等病を主治する。三分刺し、六呼を留む。灸は三壮から七壮に至る。炷は小麥の如し。然れども灸は、針に及ばず。

〔注釈〕中風は、脳血管障害。口噤は口が開かないこと。牙関不開は、顎関節が開かないこと。卒中悪邪鬼撃は、突然にもののけに襲われること。不省人事は、意識障害のこと。癲癇卒倒は、癲癇発作のこと。口眼歪邪は、顔面神経麻痺のこと。風水面腫は、急性腎炎による顔面浮腫のこと。急慢驚風等

病は、急性、慢性痙攣性疾患。

〔解〕水溝 (すいこう) は、督脈に属し、部位は、顔面部は、人中溝の中点。または、顔面部は、人中溝の上から3分の1 (図8)。

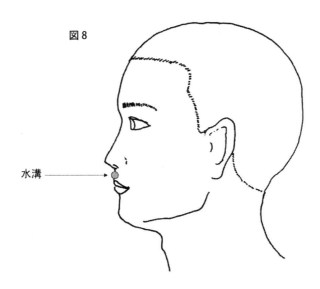

図8

水溝 ——

13. 〔原文〕承漿穴は、男子諸疝、女子瘕聚、小児撮口、及び偏風半身不遂、口眼喎邪、口噤不開、消渇飲水不休、口歯疳蝕生瘡等証を主治する。二分刺し、五呼を留む。灸三壮す。

〔注釈〕諸疝は、腹や腹部の痛む病気。瘕聚は、腹部腫瘤。小児撮口は、唇を堅く閉じ、魚の口のようにつぐむのを特徴とする病気。半身不遂は片麻痺のこと。口眼喎邪は、顔面神経麻痺のこと。口噤不開は、開口障害。消渇は、糖尿病様疾患、口歯疳蝕生瘡は、虫歯のこと。

〔解〕承漿 (しょうしょう) は、任脈に属し、部位は、顔面部、オトガイ唇溝中央の陥凹部 (図9)。

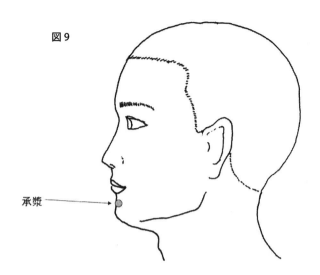

図9

承漿

14.〔原文〕迎香穴は、鼻塞、香臭を聞かず、風動による浮腫、虫が行くが如き状の面痒等証を主治する。三分針し、灸を禁ず。

〔解〕迎香 (げいこう) は手の陽明大腸経に属し、部位は、顔面部、鼻唇溝中、鼻翼外縁中点と同じ高さ (図10)。

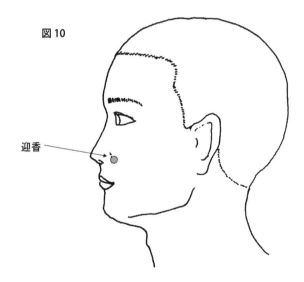

図10

迎香

15.〔原文〕地倉穴、偏風口眼歪邪、牙関開かず、歯痛頬腫、目閉じること能ず。唇緩みて収らず、飲食進み難し、音を失し語らず、眼目瞤動、視物眈眈、昏夜無見等証を主る。三分刺し、五呼を留む。灸七壮、或は二七壮、重き者は七七壮倶に可なり。

〔注釈〕口眼歪邪は、顔面神経麻痺。眈は、ものがぼけていること。昏は、暗いこと。

〔解〕地倉（ちそう）は、足の陽明胃経に属し、部位は、顔面部、口角の外方0.4寸。口角の外方、鼻唇溝あるいは鼻唇溝の延長線上（図11）。

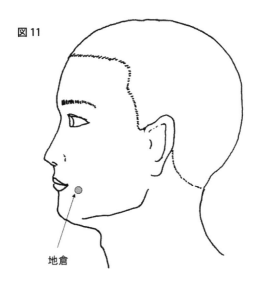

図11

地倉

16.〔原文〕聴会穴は、耳聾耳鳴、牙車脱臼、歯痛、中風、瘈瘲、喎邪等証を主治する。針四分、灸三壮す。兼ねて迎香を瀉す。功效は神の如し。迎香穴は、針三分、灸を禁ず。

〔注釈〕瘈瘲は、痙攣のこと。喎は、口が歪むこと。顔面神経麻痺の症状。

〔解〕聴会（ちょうえ）の部位は、顔面部、珠間切痕と下顎骨関節突起の間、陥凹部。口を開くと、珠間切痕前方にできる陥凹部（図12）。

図 12

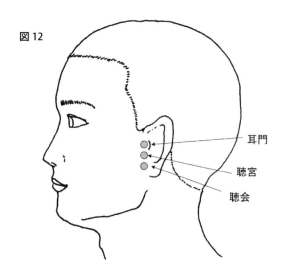

耳門

聴宮

聴会

17.〔原文〕聴宮穴は、耳内蟬鳴、耳聾を主治す。三分刺し、灸三壮す。

〔解〕聴宮（ちょうきゅう）は、手の太陽小腸経に属し、部位は、顔面部、耳珠中央の前縁と下顎骨関節突起の間の陥凹部。口を開けた時、耳珠中央の前方陥凹部、耳門と聴会との間（図12）。

18.〔原文〕睛明、攢竹の二穴は、目痛、視明かならざる、迎風涙、努肉攀睛、白翳皆痒、雀目諸証を主治す。睛明穴は、針分半、六呼を留め、灸を禁ず。攢竹穴は、同じ前の証を治す。三分を刺し、六呼を留む。灸を禁ず。

〔注釈〕迎風涙（げいふうるい）は、風にあたると涙を流し、その涙液が非常に多いもの。努肉攀睛（にくばんせい）は、翼状片のこと。白翳（はくえい）は、瞳が白くなる病気。皆は、目じりのこと。皆痒は、目じりが痒くなる病気。雀目は、ビタミン A の欠乏症などの夜間視覚が低下する病気。

〔解〕睛明（せいめい）は、足の太陽膀胱経に属し、部位は、顔面部、内眼角の内上方と眼窩内側壁の間の陥凹部。目を閉じた時、内眼角の内上方 0.1 寸の陥凹部。攢竹（さんちく）の部位は、頭部、眉毛内端の陥凹部（図5 p.118 参照）。

胸腹部主病針灸要穴歌

19.〔原文〕膻中穴は、哮喘、肺癰、咳嗽、気瘻等証を主治す。灸すること七壮。針を禁ず。

〔注釈〕哮喘は、気管支喘息様疾患のこと。肺癰は、肺化膿症様疾患。気瘻は、頚部の腫れる病気で、甲状腺腫瘤と思われる。

〔解〕膻中（だんちゅう）は、任脈に属し、部位は、前胸部、前正中線上、第4肋間と同じ高さ（図13）。

20.〔原文〕巨闕穴は、九種の心痛、痰飲吐水、腹痛息賁等証を主治す。三分針す。七呼を留む。灸すること七壮。

〔注釈〕心痛は、前胸部、心窩部の疼痛のこと。息賁は、肺積とも言い、右脇下の腫瘍で、胸背痛、吐血を伴う。

〔解〕巨闕（こけつ）は、任脈に属し、部位は、上腹部、前正中線上、臍中央の上方6寸（図13）。

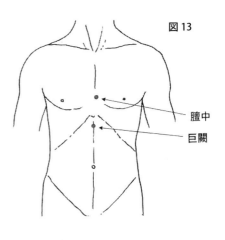

図13

膻中

巨闕

21.〔原文〕上脘穴は、腎積奔豚、心積伏梁之証を主治す。八分針す。七呼を留む。灸すること五壮。『千金』云う 毎日灸すること二七壮至し百壮。孕婦は灸するべからず。

〔注釈〕腎積は、奔豚のこと、同じ意味。心積と伏梁は同じ意味であり、腹部腫瘍の一種。

〔解〕上脘（じょうかん）は、任脈に属し、部位は、上腹部、前正中線上、臍中央の上方5寸（図14）。

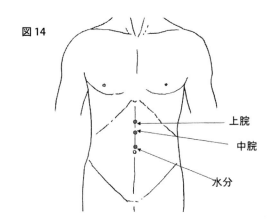

図 14

上脘

中脘

水分

22.〔原文〕中脘穴は、内傷脾胃、心脾痛、瘧疾痰暈、痞満翻胃等証を主治す。八分針す。灸すること七壮。一に云う、二七壮至し百壮。孕子は灸すべからず。

〔注釈〕瘧疾は、マラリアのこと。

〔解〕中脘 (ちゅうかん) は、任脈に属し、部位は、上腹部、前正中線上、臍中央の上方 4 寸 (図 14)。

23.〔原文〕水分穴は、鼓脹堅硬、肚臍突出、小便利せざるを主治す。灸すること五壮。針を禁ず。孕婦は灸すべからず。

〔注釈〕肚は、腹、胃を指す。肚臍突出は、臍の辺りが膨隆していること。

〔解〕水分 (すいぶん) は、任脈に属し、部位は、上腹部、前正中線上、臍中央の上方 1 寸 (図 14)。

24.〔原文〕神闕穴は、百病及び老人虚人の泄瀉を主治す。又た産后腹脹、小便不通、小兒脱肛等証を治す。灸すること三壮、針を禁ず。一法に、炒乾淨塩を納め臍上に填満し、濃姜一片を加え蓋し定む。上に艾炷を加え、灸すること百壮、或は以て塩の代りに川椒を亦た妙む。

〔注釈〕納は、おさめること。炒は、いためること。

〔解〕神闕 (しんけつ) は、任脈に属し、部位は、上腹部、臍の中央 (図 15)。難

病治療には、百会、神闕、湧泉を考慮すると習った。

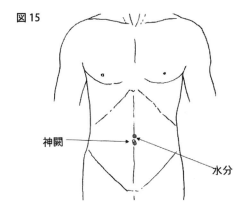

図15

神闕

水分

25.〔原文〕気海穴は、一切の気疾、陰証癪冷及び風寒暑温、水腫、心腹鼓脹、諸虚、癥瘕等の証を主治す。八分針す。灸すること五壮。

〔注釈〕癥瘕は、腹部腫瘤のこと。

〔解〕気海 (きかい) は、任脈に属し、部位は、下腹部、前正中線上、臍中央の下方 1.5 寸 (図16)。

26.〔原文〕関元穴は、諸の虚、腎積、及び虚老人の泄瀉、遺精、白濁等の証を主治す。八分針す。七呼を留め、灸すること七壮。『千金』に云う、婦人之に針せば則ち子無し。

〔注釈〕腎積は、奔豚のこと。

〔解〕関元 (かんげん) は、任脈に属し、部位は、下腹部、前正中線上、臍中央の下方 3 寸 (図16)。

27.〔原文〕中極穴は、下元の寒冷虚損、及び婦人の月事不調、赤白帯下を主治す。八分針す。十呼を留む。灸すること三壮。孕婦は灸すべからず。

〔注釈〕下元は、腎部をいう。

〔解〕中極 (ちゅうきょく) は、任脈に属し、部位は、下腹部、前正中線上、臍中央の下方 4 寸 (図16)。

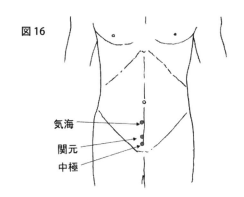

図16

気海
関元
中極

28.〔原文〕乳根穴は、胸前腫、乳癰、小兒龜胸等証を主治す。三分針す。灸すること三壮。
〔注釈〕胸前腫は胸が腫れる病気。乳癰は、化膿性乳腺炎。
〔解〕乳根 (にゅうこん) は、足の陽明胃経に属し、部位は、前胸部、第5肋間、前正中線の外方4寸。男性は乳頭線と第5肋間の交わるところ (図17)。

29.〔原文〕日月穴は、嘔吐呑酸を主治す。七分針す。灸すること五壮。
〔注釈〕呑酸は、酸っぱい水が胃から咽もとまでもち上がってきて、再びさがることで、逆流性食道炎と思われる。
〔解〕日月 (じつげつ) は、足の少陽胆経に属し、部位は、前胸部、第7肋間、前正中線上の外方4寸。乳頭線上、期門の1肋骨下にとる。女性は鎖骨中線と第7肋間の交点 (図17)。

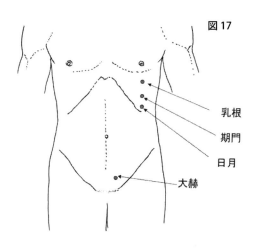

図17

乳根
期門
日月
大赫

30.〔原文〕大赫穴は、遺精を主治す。三分針す。灸すること五壮。

〔解〕大赫（だいかく）は、足の少陰腎経に属し、部位は、下腹部、臍中央の下方 4 寸、正中線の外方 0.5 寸（図 17）。

31.〔原文〕天枢穴は、内傷脾胃、赤白痢疾、脾瀉及び臍腹鼓脹、癥瘕等の証を主治す。五分針す。七呼を留む。灸すること五壮。『千金』に云う。魂魄の舎は不可針するべからず。孕婦は灸すべからず。

〔注釈〕癥瘕は、腹部腫瘤のこと。

〔解〕天枢（てんすう）は、足の陽明胃経に属し、部位は、上腹部、臍中央の外方 2 寸（図 18）。

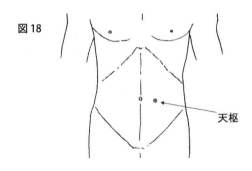

図 18

天枢

32.〔原文〕章門穴は、痞塊を主治す。多くは左辺を灸す。腎積は両辺を灸す。六分針す。六呼留む。三壮灸す。一に云う。百壮。

〔注釈〕痞塊は、腹部腫瘤のこと。腎積は、奔豚のこと。

〔解〕章門（しょうもん）は、足の厥陰肝経に属し、部位は、側腹部、第 11 肋骨下縁（図 19、20）。

33.〔原文〕期門穴は、奔豚、上気、咳逆胸満、胸背徹痛、胸痛腹硬、及び傷寒熱入血室を主治す。針四分針す。灸すること五壮。

〔注釈〕上気は、気管支喘息様疾患。

〔解〕期門（きもん）は、足の厥陰肝経に属し、部位は、前胸部、第 6 肋間、前正中線の外方 4 寸（図 19）。

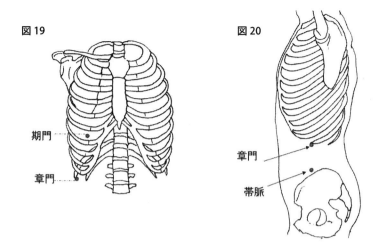

図19　期門　章門

図20　章門　帯脈

34.〔原文〕帯脈穴は、疝気偏墜木腎、及び婦人赤白帯下等の証を主治す。六分針す。灸すること五壮。

〔注釈〕疝気は、腹の痛む病気。偏墜（へんつい）は、陰嚢ヘルニア、睾丸炎のこと。木腎（じん）は、睾丸が腫れて痛まないもの。

〔解〕帯脈（たいみゃく）は、足の少陽胆経に属し、部位は、側腹部、第11肋骨下方、臍と同じ高さ（図20）。

背部主病針灸要穴歌

35.〔原文〕腰兪穴は、腰脊重痛、挙動不得、俯仰艱難、腰以下足に至り冷痺不仁、及び婦人経閉、尿血等の証を主治す。二分刺す。七呼を留む。灸すること五壮。

〔注釈〕挙動は、動作のこと。挙動不得は、動くことができないこと。俯は、うつむくこと。仰は、あおむくこと。俯仰は、起居動作のこと。艱難は、苦しみ、悩みのこと。冷痺不仁は、冷えてしびれること。

〔解〕腰兪 (ようゆ) は、督脈に属し、部位は、仙骨部、後正中線上、仙骨裂孔。臀裂の直上に仙骨裂孔を触れ、その陥凹中に取る (図21)。

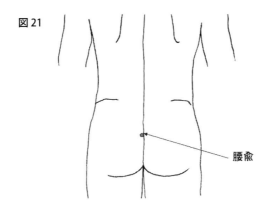

図21

腰兪

36.〔原文〕至陽穴は、身面倶黄、胸脅支満、喘促 寧 (やすらか) ならずを主治す。五分針す、灸すること三壮。

〔注釈〕喘促は、喘息発作。

〔解〕至陽 (しよう) は、督脈に属し、部位は、上背部、後正中線上、第7胸椎棘突起下方の陥凹部。左右の肩甲骨下角を結ぶ線と後正中線の交点が第7胸椎棘突起である (図22)。

37.〔原文〕命門穴は、老人の腎虚腰疼。及び久痔脱肛、腸風下血等の証を主治す。五分針す。灸すること三壮。若年二十以上の者、灸すること宜しか

らず。灸すれば恐く子を絶つ。

〔注釈〕腸風下血は、慢性大腸炎、潰瘍性大腸炎に相当する疾患。

〔解〕命門 (めいもん) は、督脈に属し、部位は、腰部、後正中線上、第 2 腰椎棘突起下方の陥凹部 (図22)。

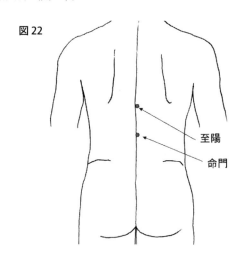

図 22

至陽

命門

38.〔原文〕膏肓穴は、諸虚百損、五労七傷、身形羸痩、夢遺失精、上気咳逆、痰火発狂、健忘、怔忡、胎前、産后労瘵、伝尸等の証を主治す。灸すること七七壮、百壮に至る。

〔注釈〕労瘵は、肺結核様疾患。伝尸は、重症の肺結核様疾患。

〔解〕膏肓 (こうこう) は、足の太陽膀胱経に属し、部位は、上背部、第 4 胸椎棘突起下縁と同じ高さ、後正中線上の外方 3 寸 (図23)。

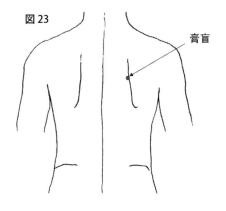

図 23

膏盲

39.〔原文〕大杼穴は、遍身発熱、瘧疾、咳嗽多痰を主治す。五分針す。灸を禁ず。

〔注釈〕瘧疾は、マラリアのこと。

〔解〕大杼 (だいじょ) は、足の太陽膀胱経に属し、部位は、上背部、第1胸椎棘突起下縁と同じ高さ、後正中線の外方 1.5 寸 (図24)。

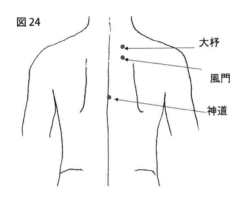

図24

大杼

風門

神道

40.〔原文〕神道穴は、背上冷痛、怯怯短気を主治す。灸すること七壮、針を禁ず。

〔注釈〕怯は、おびえる、弱いこと。

〔解〕神道 (しんどう) は、督脈に属し、部位は、上背部、後正中線上、第5胸椎棘突起下方の陥凹部 (図24)。

41.〔原文〕風門穴は、腠理密ならず、易感風寒、咳嗽吐痰、喀血鼻衂、及び一切の鼻中諸病を主治す。三分針す。灸すること五壮。

〔注釈〕腠理は体液の滲み出るところ。鼻衂は、鼻出血のこと。

〔解〕風門 (ふうもん) は、足の太陽膀胱経に属し、部位は、上背部、第7胸椎棘突起下縁と同じ高さ後正中線の外方 1.5 寸 (図24)。

42.〔原文〕肺兪穴は、内傷外感、咳嗽吐血、肺痿、肺癰、小兒龜背を主治す。三分針す。七呼を留む。灸すること三壮。

〔注釈〕肺痿は、肺結核様疾患。肺癰は、肺化膿症様疾患である。

〔解〕肺兪 (はいゆ) は、足の太陽膀胱経に属し、部位は、上背部、第 3 胸椎棘突起下縁と同じ高さ、後正中線の外方 1.5 寸 (図25)。

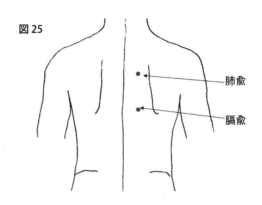

図25

肺兪

膈兪

43.〔原文〕膈兪穴は、胸脇疼痛、痰癰痃癖、一切血痰を主治す。灸すること三壮、針を禁ず。

〔注釈〕痃癖は、臍腹部、脇肋部の腫瘤。

〔解〕膈兪 (かくゆ) は、足の太陽膀胱経に属し、部位は、上背部、第 7 胸椎棘突起下縁と同じ高さ、後正中線の外方 1.5 寸 (図25)。

44.〔原文〕肝兪穴は、左脇積聚疼痛、気短不語を主治す。若し同じく命門穴一並に之を灸すれば、即ち両目昏暗者は、複た明らかにすべし。肝兪穴灸すること七壮。針を禁ず。命門穴は、五分針す。灸すること三壮。

〔注釈〕気短は、短気と同じで、息切れのこと。

〔解〕肝兪 (かんゆ) は、足の太陽膀胱経に属し、部位は、上背部、第 9 胸椎棘突起下縁と同じ高さ、後正中線の外方 1.5 寸 (図26)。

45.〔原文〕胆兪穴は、両脇脹満、乾嘔、驚悸、睡臥不安及酒疸、目睛発黄、面発赤斑等の証を主治す。灸すること三壮。針を禁ず。

〔解〕胆兪 (たんゆ) は、足の太陽膀胱経に属し、部位は、上背部、第 10 胸椎

棘突起下縁と同じ高さ、後正中線の外方 1.5 寸 (図 26)。

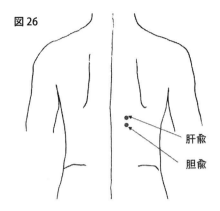

図 26

肝兪
胆兪

46.〔原文〕脾兪穴、内傷脾胃、吐瀉瘧痢、黄胆、食積、癥瘕、吐血、喘急、及び小児慢脾風の証を主治す。灸すること五壮、針を禁ず。

〔注釈〕小児慢脾風は、嘔吐下痢が長く続く病気。

〔解〕脾兪 (ひゆ) は、足の太陽膀胱経に属し、部位は、上背部、第 11 胸椎棘突起下縁と同じ高さ、後正中線の外方 1.5 寸 (図 27)。

47.〔原文〕三焦兪穴、脹満積塊、堅硬疼痛、及び赤、白痢疾止まざる等の証を主治す。二分針す。灸すること五壮。

〔解〕三焦兪 (さんしょうゆ) は、足の太陽膀胱経に属し、部位は、腰部、第 1 腰椎棘突起下縁と同じ高さ、後正中線の外方 1.5 寸 (図 27)。

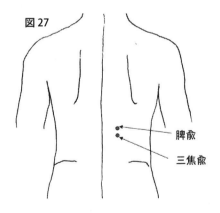

図 27

脾兪
三焦兪

48.〔原文〕胃兪穴、主治黄胆、食畢頭眩、瘧疾、善飢食する能ざる等の証を主治す。三分針す。灸すること三壮。

〔注釈〕畢は、おわること。

〔解〕胃兪 (いゆ) は、足の太陽膀胱経に属し、部位は、上背部、第 12 胸椎棘突起下縁と同じ高さ、後正中線の外方 1.5 寸 (**図 28**)。

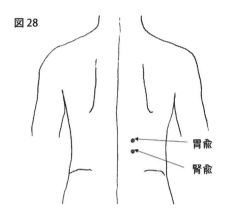

図 28

胃兪

腎兪

49.〔原文〕腎兪穴、下元諸虚、精冷無子、及び耳聾、吐血、腰痛、女労疸、婦人赤、白帯下等の証を主治す。灸すること三壮、針を禁ず。
〔注釈〕無子は、不妊症。
〔解〕腎兪 (じんゆ) は、足の太陽膀胱経に属し、部位は、腰部、第 2 腰椎棘突起下縁と同じ高さ、後正中線の外方 1.5 寸 (**図 28**)。

50.〔原文〕大腸兪穴は、腰脊疼痛、大小便不通、及び泄瀉、痢疾等の証を主治す。針三分針す。灸すること三壮。
〔解〕大腸兪 (だいちょうゆ) は、足の太陽膀胱経に属し、部位は、腰部、第 4 腰椎棘突起下縁と同じ高さ、後正中線の外方 1.5 寸 (**図 29**)。

51.〔原文〕膀胱兪穴、小便不通、少腹脹痛、及び腰脊強直、疼痛等の証を主治す。三分針す。灸すること七壮。
〔解〕膀胱兪 (ぼうこうゆ) は、足の太陽膀胱経に属し、部位は、仙骨部、第 2 後仙骨孔と同じ高さ、正中仙骨稜の外方 1.5 寸 (**図 29**)。

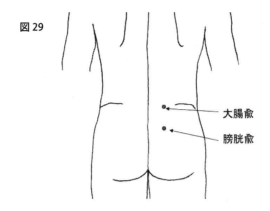

図 29

大腸兪

膀胱兪

52.〔原文〕讝譆穴、久瘧を主治す。若し五臓瘧ならば、五臓兪に灸す。五臓兪は、心、肝、脾、肺、腎兪なり。倶に六分針す。灸すること二七壮。

〔注釈〕瘧は、マラリアのこと。

〔解〕讝譆 (いき) は、足の太陽膀胱経に属し、部位は、上背部、第 6 胸椎棘突起下縁と同じ高さ、後正中線の外方 3 寸 (**図 30**)。

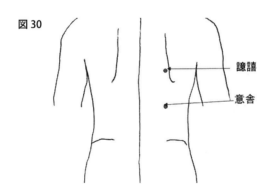

図 30

讝譆

意舍

53.〔原文〕意舍穴は、両脇脹満、疼痛嘔吐を主治す。五分針す。灸すること三壮。

〔解〕意舍 (いしゃ) は、足の太陽膀胱経に属し、部位は、上背部、第 11 胸椎棘突起下縁と同じ高さ、後正中線の外方 3 寸 (**図 30**)。

54.〔原文〕身柱穴は、風痛発狂、咳嗽痰喘、腰背疼痛等の証を主治す。五分針す。灸すること七七壮。

〔注釈〕風痛は、風の邪気による痙攣性疾患。

〔解〕身柱（しんちゅう）は、督脈に属し、部位は、上背部、後正中線上、第3胸椎棘突起下方の陥凹部（図31）。

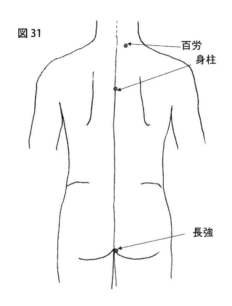

図31

百労

身柱

長強

55.〔原文〕長強穴、諸般の痔漏疼痛を主治す。三分針す。灸すること三十壮。

〔解〕長強（ちょうきょう）は、督脈に属し、部位は、会陰部、尾骨の下方、尾骨端と肛門の中央（図31）。

56.〔原文〕百労穴、満身発熱、虚汗盗汗津津として止まざるを主治す。五分針す。三呼を留め、五吸を瀉す。灸は年を以て壮と為す。

〔注釈〕津津は、おおくて溢れるさま。

〔解〕百労（ひゃくろう）の部位は、大椎（第7頸椎棘突起下方の陥凹部）の上2寸のところから外側に1寸（図31）。

手部主病針灸要穴歌

57.〔原文〕尺沢穴、咳唾膿血、喉痺、肺積息賁、及び絞腸痧痛、傷寒汗不出、小児急慢驚風等の証を主治す。三分刺す。或は三稜針にて出血す。灸を禁ず。
〔注釈〕喉痺は、喉頭ジフテリア様疾患。肺積は、右側腹部にあり背痛を伴う腫瘤。息賁と肺積は同じことを指す。絞腸痧痛は、乾霍乱のことで腸閉塞様の激しい腹痛がある。急慢驚風は、急性慢性の痙攣性疾患。
〔解〕尺沢 (しゃくたく) は、手の太陰肺経に属し、部位は、肘前部、肘窩横紋上、上腕二頭筋腱外方の陥凹部 (図32)。

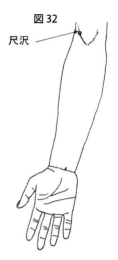

図32

尺沢

58.〔原文〕列欠穴は、咳嗽寒痰、偏正頭疼、及び男子淋漓、陰中疼痛、尿血精出等の証を主治す。二分針す。灸すること七壮、炷は小麦の如くす。
〔注釈〕陰中は、陰茎のこと。
〔解〕列欠 (れっけつ) は、手の太陰肺経に属し、部位は、前腕橈側、長母指外転筋腱と短母指伸筋腱の間、手関節掌側横紋の上方 1.5 寸 (図33)。

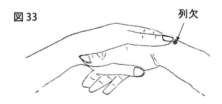

図33

列欠

59.〔原文〕経渠穴は、咳瘧寒熱、胸背拘急膨脹、喉痺、咳逆上気数欠、嘔吐心疼等の証を主治す。二分針す。灸を禁ず。
〔注釈〕数欠は、しばしばあくびする。
〔解〕経渠 (けいきょ) は、手の太陰肺経に属し、部位は、前腕前外側、橈骨茎

状突起と橈骨動脈の間、手関節掌側横紋の上方 1 寸（**図 34**）。

図 34

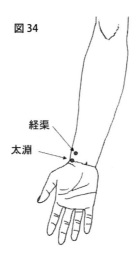

経渠

太淵

60.〔原文〕太淵穴は、牙歯疼痛、手腕無力疼痛、及び咳嗽風痰、偏正頭疼等の証を主治す。二分針す。灸すること三壮。

〔解〕太淵 (たいえん) は、手の太陰肺経に属し、部位は、手関節前外側、橈骨茎状突起と舟状骨の間、長母指外転筋腱の尺側陥凹部（**図 34**）。

61.〔原文〕魚際穴は、牙歯痛、瘧疾初起、先ず寒を発するを覚え、傷寒汗出ざる等の証を主治す。二分針す。惟だ牙痛は灸すべし。余証は灸を禁ず。

〔解〕魚際 (ぎょさい) は、手の太陰肺経に属し、部位は、手掌、第 1 中手骨中点と橈側、赤白肉際（**図 35**）。

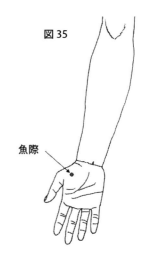

図 35

魚際

62.〔原文〕少衝穴は、心虚胆寒、怔忡、癲狂を主治す。一分針す。灸すること三壮。

〔解〕少衝 (しょうしょう) は、手の少陰心経に属し、部位は、小指、末節骨橈側、爪甲角の近位外方 0.1 寸 (図 36)。

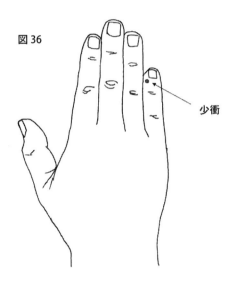

図 36

少衝

63.〔原文〕少商穴は、主治雙鵝風、喉痺を主治す。三稜針を以て刺し微出血す。灸を禁ず。

〔注釈〕雙鵝風は、両側性の扁桃炎。

〔解〕少商 (しょうしょう) は、手の太陰肺経に属し、部位は、母指、末節骨橈側、爪甲角の近位外方 0.1 寸 (図 37)。

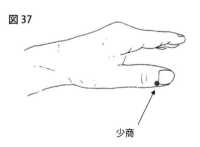

図 37

少商

64.〔原文〕少海穴は、腋下の瘰癧、漏臂は風吹きて肘臂が疼痛するなり、及び癲癇羊鳴等の証を主治す。五分針す。灸を禁ず。

〔注釈〕瘰癧は、リンパ節結核のこと。漏臂以下の文章は、原文では「漏臂与風吹肘臂疼痛也」となっており「与」は従属の意味の助字で、与以下で漏臂のことを説明している。漏臂については、大漢和辞典や用語辞典にも記載がない。

〔解〕少海 (しょうかい) は、手の少陰心経に属し、部位は、肘前内側、上腕骨内側上顆の前縁、肘窩横紋と同じ高さ (図38、39)。

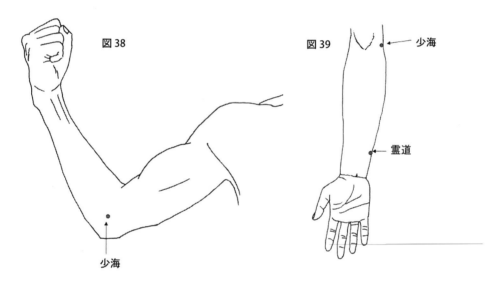

図 38

図 39

少海

霊道

少海

65.〔原文〕霊道穴は、心痛、羊癇、瘛瘲、肘攣、暴喑、言う能わざる等の証を主治す。三分針す、灸すること三壮。

〔注釈〕羊癇、瘛瘲は、痙攣性疾患のこと。

〔解〕霊道 (れいどう) は、手の少陰心経に属し、部位は、前腕前内側、尺側手根屈筋腱の橈側縁、手関節掌側横紋の上方 1.5 寸 (図39)。

66.〔原文〕通里穴は、温病、面熱無汗、懊憹、心悸、驚恐、喉痺、苦嘔、暴喑、声瘂、及び婦人経血過多、崩漏等の証を主治す。三分針す。灸するこ

と三壮。

〔注釈〕懊憹は、胸の中が悶え苦しむこと。

〔解〕通里 (つうり) は、手の太陰肺経に属し、部位は、前腕前内側、尺側手根屈筋腱の橈側縁、手関節掌側横紋の上方1寸 (**図40**)。

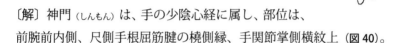

67.〔原文〕神門穴は、驚悸、怔忡、呆痴、卒中鬼邪、恍惚振驚、及小兒驚癇等の証を主治す。三分針す。七呼を留む。灸すること三壮、炷は小麦の如し。

〔注釈〕怔忡は、動悸。卒中鬼邪は、急に精神症状が発症すること。

〔解〕神門 (しんもん) は、手の少陰心経に属し、部位は、前腕前内側、尺側手根屈筋腱の橈側縁、手関節掌側横紋上 (**図40**)。

68.〔原文〕少府穴は、咳瘧久しく愈えず、臂酸、肘腋攣急、胸中痛、及び婦人陰挺、陰痒、陰痛、男子遺尿、偏墜等の証を主治す。二分針す。灸すること三壮。

〔注釈〕臂は肘、腕のこと。臂酸は、腕が痛む病気。

〔解〕少府 (しょうふ) は、手の少陰心経に属し、部位は、手掌、第5中手指節関節の近位端と同じ高さ、第4・第5中手骨の間 (**図41**、**42**)。

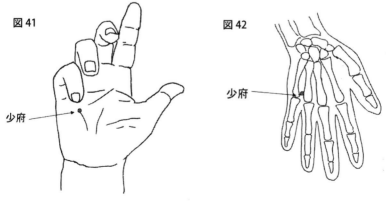

69.〔原文〕曲沢穴は、心痛、善驚、身熱煩渇、臂肘揺動、掣痛して伸ぶ能はざる、傷寒、嘔吐、気逆等の証を主治す。三分針す。七呼を留む。灸すること三壮。

〔注釈〕揺動は、揺れ動くこと。

〔解〕曲沢（きょくたく）は、手の厥陰心包経に属し、部位は、肘前面、肘窩横紋上、上腕二頭筋腱尺側の陥凹部（図43）。

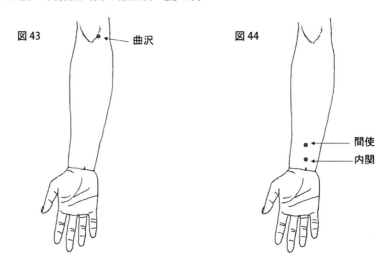

図43　　曲沢

図44　　間使　　内関

70.〔原文〕間使穴は、脾寒証、九種心痛、脾疼、瘧疾、口渇、及び瘰癧久しく愈えざるを主治す。患左にあれば右を灸す。患右にあれば左を灸す。六分針す。七呼を留む。灸すること五壮。

〔注釈〕九種心痛とは一般に上腹部と前胸部の疼痛を指す。脾疼は、胃痛のこと。瘰癧は、頚部リンパ節結核のこと。

〔解〕間使（かんし）は、手の厥陰心包経に属し、前腕前面、長掌筋と橈側手根屈筋腱の間、関節前面の遠位横紋の上方3寸（図44）。

71.〔原文〕内関穴は、気塊が心胸を上に攻め、脇肋疼痛、労熱、瘧疾等の証を主治す。五分針す。灸すること五壮。

〔解〕内関（ないかん）は、手の厥陰心包経に属し、部位は、前腕前面、長掌筋

と橈側手根屈筋腱の間、関節前面の遠位横紋の上方2寸 **(図44)**。

72. 〔原文〕労宮穴は、痰火胸痛、小児口瘡、及び鵝掌風等の証を主治す。。
針二分、禁灸。

〔注釈〕鵝掌風は、手癬とも言われ、手掌に発する皮膚病。

〔解〕労宮 (ろうきゅう) は、手の厥陰心包経に属し、部位は、手掌、第3中手指節関節の近位端、第2・第3中手骨の間で第3中手骨側 **(図45、46)**。

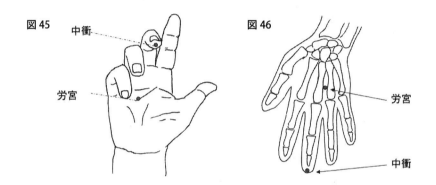

73. 〔原文〕中衝穴は、『乾坤生意』云う。此れ十井穴と為す。凡そ初め中風、跌倒、卒暴昏沉、痰盛不省人事、牙関緊閉、薬水下らざれば、急に三稜針を以て中衝、少商、商陽、関衝、少衝、少沢 **(図47)** を刺せ。血気を流通せしめ、実に起死回生、急救の妙訣なり。

〔注釈〕不省人事は、意識障害のこと。

〔解〕中衝 (ちゅうしょう) は、手の厥陰心包経に属し、部位は、中指、中指末端の最高点 **(図45、46)**。

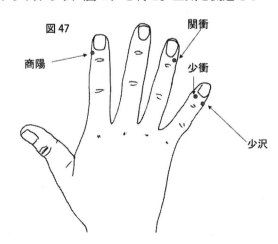

74.〔原文〕三里、三間、二間の三穴は、牙歯疼痛、食物艱難、及び偏風眼、目諸疾を主治す。三穴並べ之を針灸す。三里穴は、二分針す。灸すること三壮。二間穴は、三分針す。灸すること三壮。三間穴は、三分針す。灸すること三壮。

〔注釈〕艱難は、悩み苦しみのこと。

〔解〕三里は手三里 (てさんり) であり、手の陽明大腸経に属し、部位は、前腕後外側、陽渓と曲池を結ぶ線上、肘窩横紋の下方2寸 (図48)。三間 (さんかん) は、手の陽明大腸経に属し、部位は、手背、第2中手指節関節橈側の近位陥凹部 (図49)。二間 (じかん) は、手の陽明大腸経に属し、部位は、示指、第2中手指節関節橈側の遠位陥凹部、赤白肉際 (図49)。

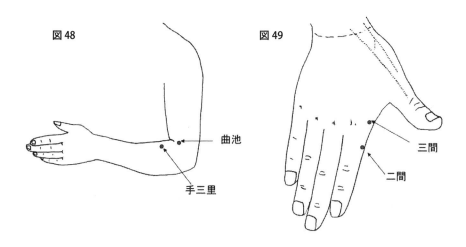

図48

図49

曲池

手三里

三間

二間

75.〔原文〕合谷穴は、破傷風、風痺、筋骨疼痛、諸般頭痛、水腫、産難、及び小兒急驚風等の証を主治す。三分針す。六呼を留む。灸すること三壮。

〔解〕合谷 (ごうこく) は、手の陽明大腸経に属し、部位は、手背、第5中手骨中点の橈側 (図50)。

76.〔原文〕陽渓穴は、熱病煩心、癭疹、痂疥、厥逆、頭痛、牙疼、咽喉腫痛、及び狂妄、驚き恐れ鬼を見る等の証を主治す。針三分針す。七呼を留む。灸

すること三壮。

〔注釈〕癮疹は、蕁麻疹のこと。

〔解〕陽渓 (ようけい) は、手の陽明大腸経に属し、部位は、手関節後外側、手
関節背側横紋橈側、橈骨茎状突起の遠位、タバコ窩の陥凹部 (図 50)。

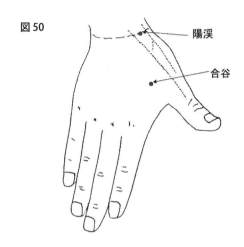

図 50
陽渓
合谷

77.〔原文〕曲池穴、中風、手攣、筋急、痺風、瘧疾、先寒后熱等の証を主
治す。五分針す。灸すること七壮。

〔注釈〕中風は、脳血管障害のこと。手攣は、手が引きつる病気。筋急は、
筋肉が硬直して屈曲できない病気。痺風は、しびれること。瘧疾は、マラリ
アのこと。

〔解〕曲池 (きょくち) は、手の陽明大腸経に属し、部位は、肘外側、尺沢と上
腕骨外側上顆を結ぶ線上の中点 (図 48)。

78.〔原文〕肩井穴は、仆傷、肘臂疼痛し挙がらざるを主治す。五分針す。
灸すること五壮。孕婦は針を禁ず。

〔注釈〕仆傷(ふしょう)は、倒れた傷。

〔解〕肩井 (けんせい) は、足の少陽胆経に属し、部位は、後頚部、第 7 頚椎棘
突起と肩峰外縁を結ぶ線上の中点 (図 51)。

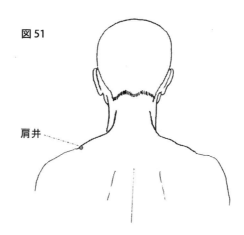

図 51

肩井

79.〔原文〕肩髃穴は、癱瘓、手攣肩腫を主治す。六分針す。灸すること五壮。
〔注釈〕癱瘓は、脳血管障害のこと。手攣は、手が引きつる病気。
〔解〕肩髃 (けんぐう) は、手の陽明大腸経に属し、部位は、肩周囲部、肩峰外
縁の前端と上腕骨大結節の間の陥凹部。上腕を外転した時、肩峰の前に現れ
る陥凹部 (図 52、53)。

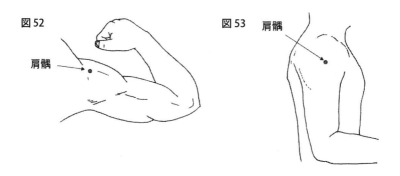

図 52

肩髃

図 53　肩髃

80.〔原文〕少沢穴、鼻衄止まず、婦人乳腫を主治す。一分針す。灸するこ
と三壮。
〔解〕少沢 (しょうたく) は、手の太陽小腸経に属し、部位は、小指、末節骨尺側、
爪甲角の近位内方 0.1 寸。爪甲尺側縁の垂線と爪甲基底部の水平線との交点
(図 54)。

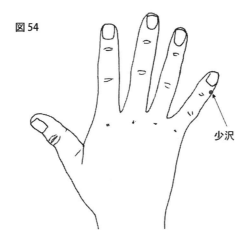

図 54

少沢

81.〔原文〕大陵穴は、嘔血、瘧疾を主治す。六分針す。灸すること三壮。
〔解〕大陵（だいりょう）は、手の厥陰心包経に属し、部位は、手関節前面、長掌
筋腱と橈側手根屈筋腱の間、関節前面の遠位横紋の中（図 55）。

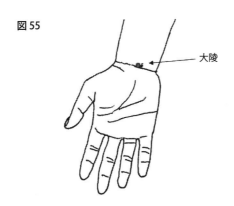

図 55

大陵

82.〔原文〕前谷穴は、癲癇、頚項頬腫れ疼痛耳に引く、及び婦人産後無乳
等の証を主治す。一分針す。三呼を留む。灸すること三壮。
〔解〕前谷（ぜんこく）は、手の太陽小腸経に属し、部位は、小指、第 5 中手指
節関節尺側の遠位陥凹部、赤白肉際。拳を握り小指の中手指節関節掌側横紋
の尺側端（図 56）。

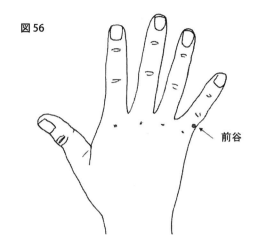

図 56

前谷

83.〔原文〕小海穴、咽喉、牙齦腫れ痛む等の証を主治す。二分針す。灸することが五壮。

〔解〕小海（しょうかい）は、手の太陽小腸経に属し、部位は、肘後内側、尺骨肘頭と上腕骨内側上顆の間の陥凹部。肘関節を軽く屈曲し、尺骨神経溝中（図57）。

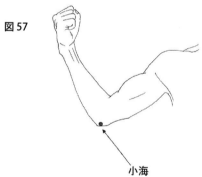

図 57

小海

84.〔原文〕腕骨穴は、臂、腕、五指疼痛を主治す。二分針す。灸すること三壮。

〔解〕腕骨（わんこつ）は、手の太陽小腸経に属し、手関節後内側、第5中手骨底部と三角骨の間の陥凹部、赤白肉際（図57）。

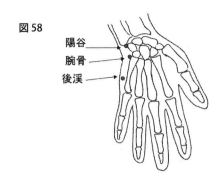

図58
陽谷
腕骨
後渓

85. 〔原文〕後渓穴、瘧疾、癲癇を主治す。一分針す。灸すること一壮。
〔解〕後渓 (こうけい) は、手の太陽小腸経に属し、手背、第5中手指節関節尺側の近位陥凹部、赤白肉際 (図58)。

86. 〔原文〕陽谷穴は、頭面項腫、手膊疼痛挙らず、及び痔漏、陰痿等の証を主治す。二分針す。灸すること三壮。
〔注釈〕膊は、腕のこと。
〔解〕陽谷 (ようこく) は、手の太陽小腸経に属し、部位は、手関節後内側、三角骨、尺骨茎状突起の間の陥凹部 (図58)。

87. 〔原文〕支正穴は、七情鬱結舒びず、肘臂十指の筋攣疼痛、及び消渇飲水止まず等の証を主治す。三分針す。灸すること三壮。
〔解〕支正 (しせい) は、手の太陽小腸経に属し、部位は、前腕後内側、尺骨内縁と尺側手根屈筋の間、手関節背側横紋の上方5寸 (図59)。

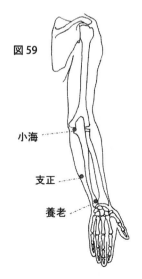

図59
小海
支正
養老

88. 〔原文〕液門穴、咽喉外腫、牙齦痛、手臂紅腫、耳暴聾、眠るを得ざる等の証を主治す。針三分針す。二呼を留む。灸すること三壮。

〔注釈〕齦は、はぐき。

〔解〕液門 (えきもん) は、手の少陽三焦経に属し、部位は、手背、薬指と小指の間みずかきの上方陥凹部、赤白肉際 (図60)。

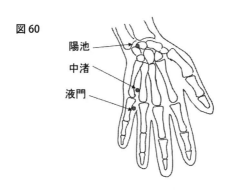

図60
陽池
中渚
液門

89. 〔原文〕中渚穴は、四肢麻木、戦振、蜷攣無力、肘臂連肩紅腫疼痛、手背癰毒等の証を主治す。二分針す。灸すること三壮。

〔注釈〕戦振は、振るえること。蜷は、虫がかがまり動くさま。

〔解〕中渚 (ちゅうしょ) は、手の少陽三焦経に属し、部位は、手背、第4・第5中手骨間、第4中手指節関節の近位の陥凹部 (図60)。

90. 〔原文〕陽池穴は、消渇、口乾煩悶、寒熱瘧、或は因折傷手腕、物を持ち得ず、臂を挙げる能ざる等の証を主治す。二分針す。灸を禁ず。

〔解〕陽池 (ようち) は、手の少陽三焦経に属し、部位は、手関節後面、総指伸筋腱の尺側陥凹部、手関節背側横紋上 (図60)。

91. 〔原文〕外関穴は、五臓六腑結熱、鼻衄吐血止まず、及び肘臂脅肋手指節痛、瘰癧結核、頸を繞り胸に連る腫痛消えざる等の証を主治す。針三分針す。七呼を留む。灸すること三壮。

〔解〕外関 (がいかん) は、手の少陽三焦経に属し、部位は、前腕後面、橈骨の

骨間と尺骨の中点、手関節背側横紋の上方 2 寸（図 61）。

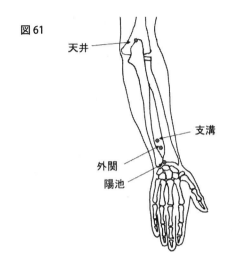

図 61
天井
支溝
外関
陽池

92.〔原文〕支溝穴は、鬼撃卒心痛、凡そ三焦相火の熾盛及び大便不通、脅肋疼痛、婦人産後血暈、不省人事等の証を主治す。二分針す。七呼を留む。灸すること七壮。
〔解〕支溝 (しこう) は、手の少陽三焦経に属し、部位は、前腕後面、橈骨の骨間と尺骨の中点、手関節背側遠端横紋の上方 3 寸（図 61）。

93.〔原文〕天井穴は、瘰癧、癮疹を主治す。三分針す。灸すること五壮。
〔注釈〕癮疹は、蕁麻疹のこと。
〔解〕天井 (てんせい) は、手の少陽三焦経に属し、部位は、肘後面、肘頭の上方 1 寸、陥凹部（図 61）。

94.〔原文〕角孫穴は、目中生翳を主治す。三分針す。灸すること三壮。
〔注釈〕翳は、くもる、かすむこと。
〔解〕角孫 (かくそん) は、手の少陽三焦経に属し、部位は、頭部、耳尖のあたるところ（図 62）。

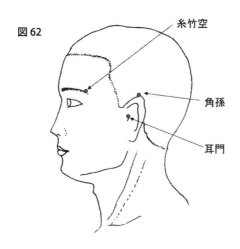

図 62

糸竹空

角孫

耳門

95.〔原文〕耳門穴は、耳聾、聤耳膿汁を主治す。三分針す。三呼を留む。灸を禁ず。

〔注釈〕聤は、みみだれのこと。

〔解〕耳門 (じもん) は、手の少陽三焦経に属し、部位は、顔面部、耳珠上の切痕と下顎骨の関節突起の間、陥凹部 (図 62)。

96.〔原文〕糸竹空穴は、頭痛、目赤目眩、視物眊眊を主治す。三分針す。三呼を留む。灸を禁ず。

〔注釈〕眊は、ものがぼけていること。

〔解〕糸竹空 (しちくくう) は、手の少陽三焦経に属し、部位は、頭部、眉毛外端の陥凹部 (図 62)。

足部主病針灸要穴歌

97.〔原文〕隠白穴、心脾疼痛を主治す。一分針す。灸すること三壮。

〔注釈〕心脾疼痛は、前胸部から上腹部にかけての疼痛。

〔解〕隠白 (いんぱく) は、足の太陰脾経に属し、部位は、足の第 1 指、末節骨内側、爪甲角の近位内方 0.1 寸。爪甲内側縁の垂線と爪甲基底部の水平線の交点 (図63)。

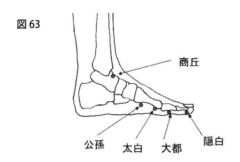

図63

商丘

公孫　太白　大都　隠白

98.〔原文〕築賓穴は、気疝を主治す。三分針す。灸すること五壮。

〔注釈〕気疝は、気の流れが滞ることにより生ずる腹痛。

〔解〕築賓 (ちくひん) は足の少陰腎経に属し、部位は、下腿後内側、内果尖の直上 2 寸 (図64)。

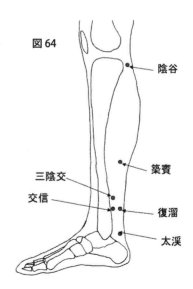

図64

陰谷

築賓

三陰交

交信

復溜

太渓

99.〔原文〕照海穴は、夜発する瘈証、及び消渇、大便閉を主治す。三分針す。灸すること三壮。

〔注釈〕瘈は、手足のひきつりのこと。消渇は、糖尿病様疾患。

〔解〕照海 (しょうかい) は、足の少陰腎経に属し、部位は、足内側、内果尖の下方1寸。内果下縁の陥凹部 (図65)。

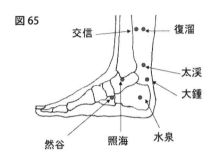

図65

交信　　復溜

太渓

大鍾

然谷　　照海　　水泉

100.〔原文〕大都穴は、温熱病汗出でず、傷寒手足逆冷、腹満、嘔吐、悶乱、及び大便難等の証を主治す。三分針す。七呼を留む。灸すること三壮。凡そ婦人懐孕、及び生まれ産後、未だ百日に満たざる、灸するに倶に宜しからず。

〔解〕大都 (だいと) は、足の太陰脾経に属し、部位は、足の第一指、第1中足指節関節の遠位陥凹部、赤白肉際 (図63 p.155 参照)。

101.〔原文〕太白穴は、痔漏、腹中疼痛、大便不通等の証を主治す。三分針す。七呼を留む。灸すること三壮。

〔解〕太白 (たいはく) は、足の太陰脾経に属し、部位は、足内側、第1中足指節関節の近位陥凹部、赤白肉際 (図63 p.155 参照)。

102.〔原文〕商丘穴、瘧気、黄胆、寒瘧及び嘔吐、瀉痢等の証を主治す。三分針す。七呼を留む。灸すること三壮。

〔解〕商丘 (しょうきゅう) は、足の太陰脾経に属し、部位は、足内側、内果の前下方、舟状骨粗面と内果尖の中点陥凹部。内果前縁の垂線と内果下縁の水平

線の交点（**図 63** p.155 参照）。

103. 〔原文〕公孫穴は、痰胸膈に壅し、腸風下血、積塊、及び婦人気蠱等の証を主治す。針四分針す。灸すること三壮。

〔注釈〕腸風下血は、慢性大腸炎、潰瘍性大腸炎様疾患のこと。積塊は、腹部腫瘤。気蠱は、気滞による腹部膨満のこと。

〔解〕公孫 (こうそん) は、足の太陰脾経に属し、部位は、足内側、第 1 中足骨底の前下方、赤白肉際（**図 63** p.155 参照）。

104. 〔原文〕三陰交穴は、痞満、痼冷、疝気、遺精、及び婦人脚気、月信不調、久しく孕成らず、難産、赤白帯下、淋瀝等の証を主治す。三分針す。灸すること三壮。

〔注釈〕痼冷は、長期間の冷えによる病状。月信不調は、月経不順。

〔解〕三陰交 (さんいんこう) は、足の太陰脾経に属し、下腿内側、脛骨内縁の後側、内果尖の上方 3 寸（**図 64** p.155 参照、**66**）。

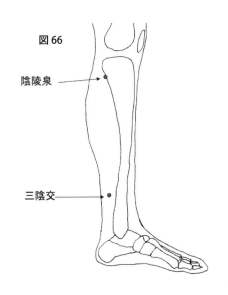

図 66

陰陵泉

三陰交

105. 〔原文〕血海穴は、女子崩中漏下、月信不調、帯下、及び男子腎臓風、両腿の瘡痒湿痛等の証を主治す。五分針す。灸すること五壮。

〔注釈〕崩中漏下は、不正性器出血のこと。腎臓風は、下腿の湿疹のこと。

〔解〕血海 (けっかい) は、足の太陰脾経に属し、部位は、大腿前内側、内側広筋隆起部、膝蓋骨底内側端の上方 2 寸（**図 67**）。

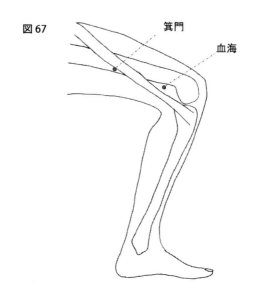

図 67　　　　箕門　　血海

106.〔原文〕陰陵泉穴は、脇腹脹満、陰痛、足膝紅腫、小便不通、小便失禁、下部を覚えず等の証を主治す。五分針す。七呼を留む。灸すること三壮。

〔注釈〕陰痛は、陰部の痛み。

〔解〕陰陵泉 (いんりょうせん) は、足の太陰脾経に属し、部位は、下腿内側、脛骨内側顆下縁と脛骨内縁が接する陥凹部 (図66)。

107.〔原文〕湧泉穴は、足発熱、奔豚、疝気疼痛、血淋、気痛等の証を主治す。三分針す。三呼を留む。灸すること三壮。

〔注釈〕疝気は、疝と同じで腹の痛む病気。気痛は、気の滞りによる疼痛のこと。

〔解〕湧泉 (ゆうせん) は、足の少陰腎経に属し、部位は、足底、足指屈曲時、足底の最陥凹部。足指屈曲時、足底部で第2・第3指の間のみずかきと踵を結ぶ線上、みずかきから3分の1のところ (図68)。

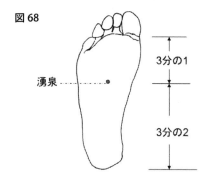

図68

湧泉

3分の1

3分の2

108.〔原文〕然谷穴は、喉痺、唾血、遺精、温瘧、疝気、足心熱、及び小児撮口臍風を主治す。三分針す。留三呼を留む。灸すること三壮。凡そ針は血を見るは宜しからず。

〔注釈〕撮口は臍風と同じ意味で、唇を堅く閉じ魚の口のようにつぐむのを特徴とする病気。

〔解〕然谷 (ねんこく) は、足の少陰腎経に属し、部位は、足内側、舟状骨粗面の下方、赤白肉際 (図65 p.156 参照)。

109.〔原文〕太渓穴は、消渇、房労、心意を称ず、及び婦人水蠱、胸脇脹満等の証を主治す。三分針す。七呼を留む。灸すること三壮。

〔注釈〕称は、行う、適合すること。心意は、こころ、精神のこと。水蠱は、水鼓と同じで水湿が停滞しておこる腹部膨満のこと。

〔解〕太渓 (たいけい) は、足の少陰腎経に属し、部位は、足関節後内側、内果尖とアキレス腱の間の陥凹部 (図64 p.155 参照、65 p.156 参照)。

110.〔原文〕陰谷穴、舌縦涎下、腹脹、煩満、尿難、小腹疝急陰に引き、陰股内の廉痛は痿痺と為し、及び女人漏下止まずを主治す。四分針す。七呼を留む。灸すること三壮。

〔注釈〕舌縦は、舌が長く伸びて収まらないこと。疝は、お腹の痛くなる病気。漏下は、性器出血のこと。

〔解〕陰谷 (いんこく) は、足の少陰腎経に属し、部位は、膝後内側、膝窩横紋上、半腱様筋腱の外縁 (図64 p.155 参照)。

111.〔原文〕復溜穴は、血淋、気滞腰痛、傷寒無汗、六脈沈匿の者を主治す。三分針す。十呼を留む。灸すること五壮。

〔注釈〕匿(とく)は、かくれる、潜む意味。

〔解〕復溜 (ふくりゅう) は、足の少陰腎経に属し、下腿後内側、内果尖の直上２寸。アキレス腱の前縁 (図64 p.155 参照、65 p.156 参照)。

112.〔原文〕大敦穴は、諸疝、陰嚢腫、脳衄、破傷風、及び小児急慢驚風等の証を主治す。二分針す。十呼を留む。灸すること三壮。

〔注釈〕脳衄は、口鼻から出血すること。

〔解〕大敦 (だいとん) は、足の厥陰肝経に属し、部位は、足第1指、末節骨外側、爪甲角の近位外側 0.1 寸。爪甲外側の垂直線と爪甲基底部の水平線との交点 (図69)。

図69

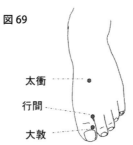

太衝
行間
大敦

113.〔原文〕行間穴は、主治小児急慢驚風、及び婦人血蠱癥瘕、渾身腫、単腹脹等の証を主治す。三分針す。十呼を留む。灸すること三壮。

〔注釈〕血蠱は、瘀血による腹部膨満。癥瘕は、腹部腫瘤。渾身は、全身、からだ全体のこと。渾身腫は、全身が腫れること。

〔解〕行間 (こうかん) は、足の厥陰肝経に属し、部位は、足背、第1・第2指間、みずかきの近位、赤白肉際 (図69)。

114. 〔原文〕太衝穴、腫満、行歩艱難、及び霍乱吐瀉、手足転筋等の証を主治す。三分針す。十呼を留む。灸すること三壮。
〔注釈〕転筋は、こむらがえりのこと。
〔解〕太衝 (たいしょう) は、足背、第1・第2指間、中足骨底接合部遠位の陥凹部、足背動脈拍動部 (図69)。

115. 〔原文〕中封穴は、夢泄遺精、陰縮、五淋、尿を得ず、鼓脹、癭気を主治す。この穴は足三里と合せ並べて行歩艱辛を灸治す。中封穴は四分針す。七呼を留む。灸すること三壮。足三里穴は五分針す。七呼を留む。灸すること三壮。
〔注釈〕癭気は、甲状腺腫瘤。
〔解〕中封 (ちゅうほう) は、足の厥陰肝経に属し、部位は、足関節前内側、前脛骨筋腱の内側の陥凹部、内果尖の前方 (図70)。

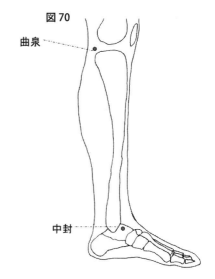

図70
曲泉
中封

116. 〔原文〕曲泉穴は、癩疝、陰股痛、男子失精、膝脛冷痛、及び女子陰挺出、少腹疼痛、陰痒、血瘕等の証を主治す。六分針す。七呼を留む。灸すること三壮。
〔注釈〕癩 (たい) は、陰部の病気。疝は、腹痛を生ずる病気。女子陰挺出は子宮下垂のこと。挺は、抜け出ること。
〔解〕曲泉 (きょくせん) は、足の厥陰肝経に属し、部位は、膝内側、半腱様腱内側の陥凹部、膝窩横紋の内側端 (図70)。

117. 〔原文〕伏兎穴は、腿膝寒冷、脚気痛痺を主治す。五分針す。灸を禁ず。凡そこの穴瘡癤を生ずる處は危い。
〔解〕伏兎 (ふくと) は、足の陽明胃経に属し、大腿前外側、膝蓋骨底外端と上

前腸骨棘を結ぶ線上、膝蓋骨底の上方6寸 (図71)。

118.〔原文〕陰市穴は、痿痺不仁、屈伸するを得ず、水を注ぐ如く腰膝寒え、両足拘攣痺痛、寒疝、少腹疼痛等の証を主治す。三分針す。七呼を留む。灸を禁ず。

〔解〕陰市 (いんし) は、足の陽明胃経に属し、部位は、大腿前外側、大腿直筋腱の外側で膝蓋骨底の上方3寸 (図71)。

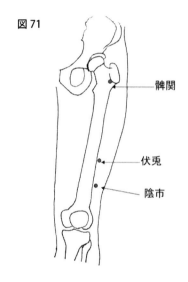

図71

髀関
伏兎
陰市

119.〔原文〕足三里穴、中風、中湿、諸虚、耳聾、上牙疼、水腫、心腹鼓脹、噎膈哮喘、寒湿脚気、上、中、下三部の痺痛等の証を治す。五分針す。七呼を留む。灸すること三壮。此の穴三十外方に灸すべし。かくのごとくせざれば、反って疾を生ず。

〔注釈〕噎膈は、嚥下困難を生ずる病気のこと。哮喘は、気管支喘息様疾患のこと。

〔解〕足三里 (あしさんり) は、足の陽明胃経に属し、部位は、下腿前面、犢鼻と解渓を結ぶ線上、犢鼻の下方3寸 (図72)。

図72

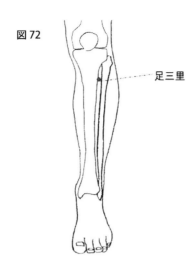

足三里

120.〔原文〕解渓穴は、風気面浮、腹脹、足腫、喘満、咳嗽、気逆発噎、頭痛、目眩、悲泣癲狂、驚悸、怔忡等の証を主治す。五分針す。五呼を留む。灸すること三壮。

図73

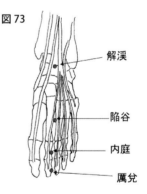

解渓

陥谷

内庭

厲兌

〔注釈〕噎は、ふさがる、むせぶこと。怔忡は、動悸のこと。

〔解〕解渓 (かいけい) は、足の陽明胃経に属し、部位は、足関節前面、足関節前面中央の陥凹部、長母指伸筋腱と長指伸筋腱の間 (図73)。

121.〔原文〕陥谷穴は、面目浮腫、及び水病善噎、疝気少腹痛、腸鳴腹痛、瘧疾振寒無汗等の証を主治す。或は胃脈弦を得。皆宜しく五分針す。七呼を留む。灸すること三壮。

〔解〕陥谷 (かんこく) は、足の陽明胃経に属し、部位は、足背、第2・第3中足骨間、第2中足指節関節の近位陥凹部 (図74)。

122.〔原文〕内庭穴は、痞満堅硬を主治す。三分針す。十呼を留む。灸す

ること三壮。

　右を患（わずら）えば左に灸す。左を患えば右に灸す。但、腹に響くを覚えれば是れ其の効験なり。兼ねて婦人食蠱、行経頭暈、少腹痛等の証を治す。

〔注釈〕食蠱は、飲食のために腹部膨満になるもの。行経頭暈は、月経痛に伴う頭暈。

〔解〕内庭（ないてい）は、足の陽明胃経に属し、部位は、足背、第2・第3足指間、みずかきの後縁、赤白肉際（**図74**）。

123.〔原文〕厲兌穴は、尸厥口噤気絶、状は中悪の如く、面腫、喉痺、驚狂、臥を好み足寒、膝臏腫痛等の証を主治す。一分針す。一呼を留む。灸すること一壮。此の穴は隠白穴と合し同じく針す。夢魘寧（やすら）かならず、を治す。一分針す。灸すること三壮。

〔注釈〕尸（し）は、しかばね。尸厥は、突然倒れて意識障害となり仮死状態となるもの。口噤は、歯をくいしばって開口できない状態。夢魘（むえん）は恐ろしい夢をみること。

〔解〕厲兌（れいだ）は、足の陽明胃経に属し、部位は、足の第2指、末節骨外側、爪甲角から近位外方0.1寸（**図74**）。

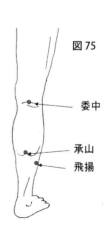

図74

陥谷

内庭

厲兌

124.〔原文〕飛揚穴は、歩履艱難を主治す。三分針す。灸すること三壮。

〔注釈〕歩履は、歩きぶり、足の運び。

〔解〕飛揚（ひよう）は、足の太陽膀胱経に属し、部位は、下腿後外側、腓腹筋外側頭下縁とアキレス腱の間、崑崙の上方7寸（**図75**）。

図75

委中

承山

飛揚

125.〔原文〕金門穴は、癲狂、羊癇風を主治す。一分針す。灸すること三壮。
〔注釈〕羊癇風は、てんかんのこと。
〔解〕金門（きんもん）は、足の太陽膀胱経に属し、部位は、足背、外果前縁の
遠位、第5中足骨間粗面の後方、立方骨下方の陥凹部（図76）。

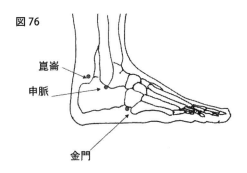

図76

崑崙

申脈

金門

126.〔原文〕崑崙穴は、足腿紅腫、牙歯疼痛を主治す。三分針す。灸する
こと三壮。
〔解〕崑崙（こんろん）は、足の太陽膀胱経に属し、部位は、足関節後外側、外
果尖とアキレス腱の間の陥凹部（図76）。

127.〔原文〕申脈穴は、昼発の痙証、足腫牙疼を主治す。三分針す。七呼
を留む。灸すること三壮。灸は針に及ばず。
〔注釈〕痙は、手足のひきつりのこと。
〔解〕申脈（しんみゃく）は、足の太陽膀胱経に属し、足外側、外果尖の直下、外
果下縁と踵骨の間の陥凹部（図76）。

128.〔原文〕環跳穴は、腰、胯、膝中に風寒湿気を受け、筋攣疼痛を主治す。
一寸針す。十呼を留む。灸すること三壮。
〔注釈〕胯は、股間のこと。
〔解〕環跳（かんちょう）は、足の少陽胆経に属し、部位は、臀部、大腿骨の大転
子の頂点と仙骨裂孔を結ぶ線上で、大転子の外方3分の1と仙骨裂孔の内
方3分の2の交点（図77）。

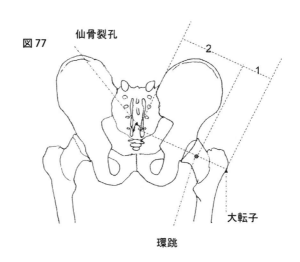

図 77　仙骨裂孔　2　1　大転子　環跳

129.〔原文〕委中穴は、治と証は、環跳穴と同じ、但だ此の穴は灸を禁ず。五分針す。

〔解〕委中 (いちゅう) は、足の太陽膀胱経に属し、部位は、膝後面、膝窩横紋の中点 (図 75)。

130.〔原文〕陽陵泉穴は、冷痺偏風、霍乱転筋を主治す。六分針す。灸すること三壮。

〔注釈〕転筋は、こむらがえりのこと。

〔解〕陽陵泉 (ようりょうせん) は、足の少陽胆経に属し、部位は、下腿外側、腓骨頭前下方の陥凹部 (図 78)。

131.〔原文〕承山穴は、痔漏疼痛、寒冷転筋を主治す。七分針す。灸すること五壮、灸は針に及ばず。

〔解〕承山 (しょうざん) は、足の太陽膀胱経に属し、部位は、下腿後面、腓腹筋筋膜とアキレス腱の移行部 (図 75)。

132.〔原文〕陽輔穴は、膝胻酸疼、腰間寒冷、膚腫筋攣、百節酸疼、痿痺、偏風不遂等の証を主治す。三分針す。七呼を留む。灸すること三壮。

〔注釈〕胻は、むこうずね。偏風は、偏枯と同じ半身麻痺のこと。

〔解〕陽輔 (ようほ) は、足の少陽胆経に属し、部位は、下腿外側、腓骨の前方、外果尖の上方4寸 (図78)。

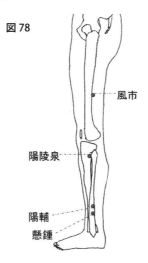

図78

風市

陽陵泉

陽輔

懸鍾

133. 〔原文〕風市穴は、腿中の風湿、疼痛無力、脚気、渾身搔痒、麻痺等の証を主治す。五分針す。灸すること五壮。

〔解〕風市 (ふうし) は、足の少陽胆経に属し、部位は、大腿部外側、直立して腕を下垂し、手掌を大腿部につけたとき、中指の先端があたる腸脛靱帯の後方陥凹部 (図78)。

134. 〔原文〕懸鍾穴は、胃熱、腹脹、脇痛、脚気、脚脛湿痺、渾身搔痒、趾疼等の証を主治す。六分針す。灸すること五壮。

〔解〕懸鍾 (けんしょう) は、足の少陽胆経に属し、部位は、下腿外側、腓骨の前方、外果尖の上方3寸 (図78)。

135. 〔原文〕丘墟穴、胸脇満痛息をするを得ず。牽引腰、腿、髀樞中疼痛、少腹外腎痛、脚腕転筋痛、足脛難行等の証を主治す。五分針す。灸すること三壮。

〔注釈〕牽引は、ひきあう、ひっぱる。

〔解〕丘墟 (きゅうきょ) は、足の少陽胆経に属し、部位は、足関節前外側、長指伸筋腱外側の陥凹部、外果尖の前下方 (図79)。

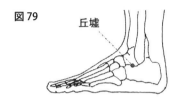

図79　丘墟

136.〔原文〕臨泣穴は、頚漏、腋下に馬刀、連り胸脇に及び、婦人乳癰、月信不調等の証を主治す。二分針す。灸すること三壮。

〔注釈〕頚漏は、頚のリンパ節結核が穿孔するもの。腋下馬刀は、リンパ節結核が腋下まで生じているもの。乳癰は、乳腺炎のこと。月信不調は、月経不順。

〔解〕足臨泣 (あしりんきゅう) は、足の少陽胆経に属し、部位は、足背、第4・第5中手骨底接合部の遠位、第5指の長指伸筋腱外側の陥凹部 (図80、81)。

137.〔原文〕侠渓穴は、胸脇支満、傷寒熱病汗出でず、目赤、耳聾、胸痛、頷腫、口噤等の証を主治す。三分針す。灸すること三壮。

〔注釈〕頷は、あご、下あごのこと。頷腫は、あごの腫れる病気。

〔解〕侠渓 (きょうけい) は、足の少陽胆経に属し、足背、第4・第5指間、みずかきの近位、赤白肉際 (図80、81)。

138.〔原文〕竅陰穴は、脇痛、咳逆息をするを得ず、発熱躁煩、癰疽口乾、頭痛喉痺、舌強耳聾等の証を主治す。一分針す。灸すること三壮。

〔解〕足竅陰 (あしきょういん) は、足の少陽胆経に属し、部位は、足の第4指、末節骨外側、爪甲角の近位外方0.1寸。爪甲外側縁の垂線と爪甲基底部の水平線との交点 (図80、81)。

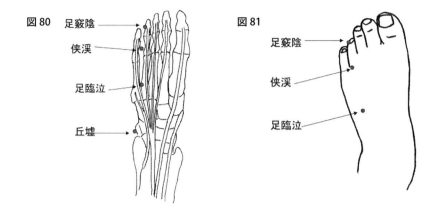

図80　足竅陰　侠渓　足臨泣　丘墟
図81　足竅陰　侠渓　足臨泣

〈文献〉

（1）呉謙『新校本医宗金鑑』新文豊出版公司 1987 年（中華民国 76 年）

（2）呉謙『御纂本医宗金鑑』宏業書局有限公司 1982 年（中華民国 71 年）

（3）呉謙『医宗金鑑』文化図書公司 1992 年（中華民国 81 年）

（4）劉冠軍編『針灸学』湖南科学技術出版社 1987 年

（5）楊甲三編『針灸腧穴学』上海科学技術出版社 1989 年

（6）森由雄著『入門針灸学』源草社 2020 年

穴名索引

穴名索引

編著者プロフィール

森　由雄 (もりよしお)

1956 年生まれ
1981 年　横浜市立大学医学部卒業
1983 年　横浜市立大学医学部内科学第 2 講座入局
1988 年　横浜市立大学医学部病理学第 2 講座研究生 (〜 1991 年)
1991 年　森クリニック開業 (横浜市金沢区)
1998 年　東京大学大学院医学系研究科生体防御機能学講座特別研究生 (〜 2003 年)
2000 年　医学博士
2007 年　横浜市立大学医学部非常勤講師 (〜 2013 年)
2016 年　横浜薬科大学客員教授

主な著書
『症例から学ぶ傷寒論講義』たにぐち書店　2004 年
『漢方処方のしくみと服薬指導』南山堂　2006 年
『入門傷寒論』南山堂　2007 年
『入門金匱要略』南山堂　2010 年
『臨床医のための漢方診療ハンドブック』日経メディカル開発　2010 年
『初学者のための漢方入門』源草社　2010 年
『神農本草経解説』源草社　2011 年
『ひと目でわかる方剤学』南山堂　2014 年
『浅田宗伯・漢方内科学　橘窓書影解説』燎原　2015 年
『すぐ探せる！漢方エキス剤処方ハンドブック』日経メディカル開発　2016 年
『名医別録解説』源草社　2018 年
『文庫・傷寒論』源草社　2018 年
『訂補薬性提要解説』源草社　2020 年
『文庫・金匱要略』源草社　2020 年
『入門針灸学』源草社　2020 年
『本草備要解説』源草社　2021 年
『令和傷寒論』源草社　2021 年

入門針灸学Ⅱ　歌賦解説

2022 年 7 月 1 日　第一刷発行

編著者　森　由雄

発行人　吉田幹治

発行所　有限会社 源草社

東京都千代田区神田神保町 1-19 ベラージュおとわ 2F　〒 101-0051

TEL：03-5282-3540　FAX：03-5282-3541

URL：http://gensosha.net/　e-mail：info@gensosha.net

印刷：富士リプロ株式会社

乱丁・落丁本はお取り替えいたします。

©Yoshio Mori, 2022 Printed in Japan ISBN978-4-907892-37-1　C3047